ISBN 978-3-662-27827-7   ISBN 978-3-662-29327-0 (eBook)
DOI 10.1007/978-3-662-29327-0

DISSERTATIONEN DER TIERÄRZTLICHEN HOCHSCHULE BERLIN*).

Behandlung des ansteckenden Scheidenkatarrhs mit Erythrosin-Quecksilber-Vaginalkugeln in einem mit Abortus Bang infizierten Bestande.

Von

Bruno Morgen, Spandau.

[Referent: Prof. Dr. *Schöttler*.]

Alle die Geschlechtswerkzeuge beim Rinde betreffenden Krankheiten samt Folgeerscheinungen, sonderlich Unfruchtbarkeit, Verwerfen usw., haben besonders in der Nachkriegszeit lebhaftes Interesse wachgerufen und hinsichtlich ätiologischer Bewertung oft zu entgegengesetzten Anschauungen geführt.

Hess[1]), *Albrechtsen*[2]) und *Rautmann*[3], [4]) suchen Sitz und Ursache der Sterilität abweichend voneinander in Erkrankungen der Scheide oder der Gebärmutter oder schließlich der Eierstöcke. Andere schreiben die Hauptschuld an der Unfruchtbarkeit der Rinder — mit wenigen Ausnahmen — nicht Organleiden, sondern dem „infektiösen Abortus" zu [*Witt*[5])], d. h. einer Allgemeininfektion mit besonderem Befallensein der Geschlechtsorgane. *Wester*[6]) endlich resümiert seine Ansicht dahin, daß hinsichtlich der Unfruchtbarkeit neben dem infektiösen Abort die Knötchenseuche die größte Rolle spielt: ein Ergebnis, das ich auf Grund meiner Erfahrungen bestätigen kann.

Seit ca. 15 Jahren behandelte ich den infektiösen Scheidenkatarrh zumeist mit Bazillolsalbe, die entweder in Form sog. Vaginalkugeln oder mit Hilfe der *Raebiger*schen Salbenspritze appliziert wurde. Ich nahm wahr, daß bei Anwendung der Spritze die Heilerfolge am zahlreichsten waren und folgerte hieraus, daß bei gewissen Patienten die Entzündung von der Scheidenwandung auf die Portio vaginalis uteri usw. per continuitatem übergegangen und hier durch die eingespritzte Salbe vorteilhaft beeinflußt worden war, was bei Kugelapplikation weniger der Fall zu sein schien.

Dieser Gedanke gewinnt Unterstützung durch die *Wester*schen Forschungen, nach welchen bei Vaginitis spermatoxische Stoffe produziert werden, die — im Verein mit gleichzeitig ausgeschiedenen weißen Blutkörperchen toxischer und aggressiver Natur — auf Samenfäden einen schädlichen Einfluß auszuüben vermögen. Ist nun die an Krypten

---

*) Für Inhalt und Form sind die am Kopf der Dissertationen angegebenen Herren Referenten mitverantwortlich.

und Falten reiche, ein Receptaculum seminis repräsentierende Cervix des Rindes entzündlich erkrankt, so wird durch Toxine + gesteigerte Phagocytose Sterilität bewirkt: ein Einfluß, den auch Abortusbacillen Streptokokken, Eiter usw. auszuüben vermögen[6]). Danach erfordert eine erfolgreiche Behandlung entzündlicher Vorgänge im Scheidenbereiche die Verhinderung der Erzeugung spermatoxischer Stoffe.

Behandlung. Ein allseitig zufriedenstellendes Behandlungsverfahren ist bis heute nicht bekannt. Neben gründlichen Desinfektionsmaßnahmen wurden desinfizierende und adstringierende Medikamente teils zu Scheidenspülungen, teils zur Tamponade empfohlen, sowie Streupulver und Salben zur Bekämpfung der Seuche herangezogen[7]). Bepinselungen, oberflächliche Ätzungen der Knötchen, Auskratzungen oder Ausschabungen der Vaginalmucosa, selbst Impfstoffe[13]) wurden mit wechselndem Erfolge versucht. Rücksichtlich des Sitzes der Krankheitserreger erscheint nur das Mittel „zweckmäßig", welches neben hervorragender Tiefenwirkung auch Reizlosigkeit und Dauerwirkung vereint. Wie sich aus nachstehend geschildertem Massenheilversuch ergibt, dürfte ein derartiges Präparat in den von Kalle & Co., A.-G., Biebrich am Rhein, hergestellten Erythrosin-Quecksilber-Vaginalkugeln gefunden sein.

Erythrosin ist, wie auch Eosin und Rosebengale (Tetrajod-Fluorescin), den Farbstoffen der Fluoresceinreihe zuzuzählen, welchen eine gewisse bactericide Wirkung zukommt[15]). Es ist ebenfalls eine Tetrajodfluorescein-Verbindung und hat die Formel C_6H_4COON.

Seine bactericide Wirkung mußte sich verbessern lassen durch Kombination mit einem die Bakterien nicht allein in ihrer Entwicklung hemmenden, sondern auch abtötenden Quecksilbersalz. Man erreichte dies durch Herstellung einer Erythrosin-Quecksilber-Verbindung, die wegen Unlöslichkeit in eine lösliche kolloidale Form übergeführt wurde. Der so hergestellten Verbindung dürfte die Formel

$$C_6H_4COOHg\text{-}X$$

zukommen, wobei X einen organischen Rest des Schutzkolloids bedeutet. Mit Hilfe einer Grundmasse wurden aus dieser Verbindung die Vaginalkugeln hergestellt, welche sich im Vaginalsekret rasch lösen.

Die Präparate haben einen Durchmesser von 17 mm, erscheinen mattkarmoisinrot, sind von teigiger Konsistenz und werden mit einem Gehalt von 5 bzw. 10 proz. wirksamer Substanz hergestellt.

Zur Einführung derselben — bei jüngeren wie auch älteren Tieren — bedient man sich, nachdem die betreffende Kugel mit der ventralen Daumenseite an der oberen Scheidenwand entlang bis über den Harnröhrenblindsack geschoben ist, mit Vorteil eines ca. 30 cm langen und 15 mm starken Glasstabes (Firma H. Hauptner-Berlin). Es ist nahezu unmöglich, mit diesem Instrumente eine ungewollte Scheidenverletzung herbeizuführen. Hauptsache bleibt, daß die Tiere mit Ruhe angefaßt werden und daß das Präparat sorgfältig appliziert wird.

Bei Bullen massiert man das in den Schlauch geschobene Präparat nach hinten und oben. Kälber sowie Jungrinder im Alter von 4—12 Monaten vertragen die 10 proz. Erythrosin-Quecksilber-Vaginalkugeln ebensogut wie 5 proz., so daß die Herstellung sich künftig auf ein 10 proz. Präparat beschränken dürfte.

Versuch. Meine Beobachtungen beziehen sich auf die 64 Köpfe zählende Rinderherde des Rittergutes Lessendorf (Nd.-Schles.), in welcher seit Monaten „wiederholtes Umrindern" massenweise zutage trat. Die Untersuchung, die sich lediglich auf Scham und Scheidenvorhof beschränkte, ergab, daß nur 5 Tiere frei von in die Erscheinung tretenden Follikelschwellungen waren.

Allein diese wurden als Kriterium für die Diagnose herangezogen. Über den Ursprung von besonders bei abgeblaßten Knötchen beobachtetem eitrigen Ausfluß sind keine weiteren Erhebungen gemacht worden.

So machen meine Untersuchungen überhaupt keinerlei Anspruch darauf, als erschöpfend angesehen zu werden. Ich bin mir wohl bewußt, mit meiner Therapie nur einen kleinen Teil der Sterilitätsfälle zu erfassen, von Bedeutung ist aber der Scheidenkatarrh — auch nach den neuesten Forschungen — besonders in seinem akuten Stadium als Ursache von Umrindern.

In 42 Fällen kam eine Behandlung mit 10 proz., in 15 Fällen mit 5 proz. und 10 proz. und in 2 Fällen mit nur 5 proz. *Kalle*schen Vaginalkugeln zur Durchführung.

Das gesamte Patientenmaterial ließ sich in 2 Gruppen scheiden, und zwar:

1. Gruppe: akutes Entzündungsstadium; Schleimhaut geschwollen, dazu diffus, fleckig oder streifenförmig gerötet; glasig-schleimiges Sekret in meist spärlicher Menge; hochrote Knötchen; (20 Köpfe einschließlich 1 Zuchtbulle);

2. Gruppe: chronische Form; oder Residuen einer stattgehabten Infektion; Schleimhaut blaßgelb bis gelbrötlich; Knötchen teils blaß, glasiggrau bis gelb, teils rosagelb (39 Köpfe).

Dem Heilversuche gingen Reinigungen, Desinfektion der Stallungen sowie Ausspülungen der Scheidengänge vorauf. Das Verfahren selbst wurde in der Zeit vom 14. XII. 1921 bis 19. I. 1922 energisch durchgeführt, darauf das Tiermaterial weiterhin bis Ende Dezember 1922 mit Bezug auf Wirkung beobachtet.

Nachdem die Tiere 4 mal Tag für Tag behandelt, reagierten 9 derselben mit verminderter Freßlust, mit Widersetzlichkeit und Drängen auf die Geschlechtsorgane. Diese Reizerscheinungen traten wieder zurück, als die weitere Behandlung nur noch jeden zweiten Tag erfolgte und konnten bei 11 Kalbinnen und 4 Jungrindern auch nicht mehr beobachtet werden, als an Stelle der bis dahin verwendeten 5 proz. Kugeln solche von 10 proz. Gehalt traten.

Nebenwirkungen besonderer Art sah ich in 4 Fällen. Es handelte sich in der Hauptsache um Epidermisverlust bzw. um subepidermoidale Gewebsentzündung infolge Verletzung der Scheidenschleimhaut, z. B. durch Scheuern. Sämtliche Reizerscheinungen ergaben aber die bemerkenswerte Tatsache, daß sie den Erscheinungen der gefürchteten Quecksilbervergiftung nicht zugerechnet werden konnten.

In 16 Fällen kamen im Bereiche der Vorhofschleimhaut feine rotbraune Petechien zur Wahrnehmung, die dicht unter dem durchsichtig-glasig-geschwollenen Oberflächenepithel zu liegen schienen. Nach weiteren 24 Stunden waren diese Blutpünktchen wieder verschwunden, die wohl als Folge idealer Tiefenwirkung aufzufassen sind und zur Erklärung der erreichten Erfolge wesentlich beitragen.

Bei sämtlichen Patientinnen stellte sich früher oder später ein schleimiges bis eitriges Exsudat ein, das ebenfalls als Produkt genannter Tiefenwirkung (Hyperämie) anzusprechen ist. Dieser Ausfluß verminderte sich nach und nach und klang schließlich als schleimiges Sekret wieder ab.

Dem Verschwinden der bei Vaginit. inf. granul. auftretenden Körnchen geht zumeist ein Stadium voraus, in welchem die Knötchen frei sind von umgebender entzündlicher Zone und ein gelb- oder auch grauglasiges Aussehen haben. Nunmehr sind in betreff der Abheilung 2 Wege möglich. Entweder die Knötchen verschwinden weiterhin vollständig oder sie persistieren, d. h. nur die Infektionserreger und deren Stoffwechselprodukte werden durch das bactericide Agens unschädlich gemacht.

Endlich wurde an Hand der Krankenlisten usw. festgestellt, daß auf eine zu erzielende Dauerwirkung im Durchschnitt 10 Kugelapplikationen zu rechnen sind.

Die Lessendorfer Herde wurde nach der Behandlung am 15. X. 1922 letztmalig eingehend untersucht und festgestellt, daß der ehemals 92,18% betragende Satz mit Follikelschwellung behafteter Rinder um 70,30% herabgesetzt und dem Symptome des ,,wiederholten Umrinderns'' in auffallender Weise — bis zu 20,32% — Einhalt geboten worden war. Für sämtliche tragende Tiere hatte sich die Behandlung ohne jedweden Nachteil erwiesen, dazu war die Geburtsziffer um 27,78% gehoben worden. — In Fällen ,,dauernden Umrinderns'' sowie bei ,,Ausbleiben der Brunst'' vermochte diese Therapie keinen Wandel zu schaffen.

Da in dem Bestand in den Jahren 1921 und 1922 wiederholt Abortus beobachtet wurde, habe ich auf Veranlassung von Herrn Prof. *Schöttler* im

November 1922 Blut von 4 Kühen, die entweder verkalbt hatten oder mit Retentio secundinarum behaftet waren, dem Hygienischen Institut der Tierärztlichen Hochschule in Berlin übersandt. Die Untersuchung war positiv für Abortus-Bang-Infektion. Demnach lag hier eine Mischinfektion vor, die im weiteren Verlaufe durch gleichzeitige Anwendung der erforderlichen hygienischen Maßnahmen und spezifischen Impfungen bekämpft wurde, die aber auch durch indirekte Wirkung (Leiden des Genitaltraktus durch Sekundärinfektion im Anschluß an Abortus Bang) den Mißerfolg in dem angegebenen Fällen erklären kann.

Soweit auf Grund des geringen Materials ein Urteil gefällt werden kann, ist es ratsam, auch in den Beständen, in denen Abortus Bang einwandfrei nachgewiesen ist, dem ansteckenden Scheidenkatarrh die nötige Beachtung zu schenken, da er durch Abtötung der Spermia oder den bei der Begattung durch Schmerz ausgelösten Vaginismus Nichtaufnehmen bedingen kann.

Daher kann ich besonders in akuten Fällen die meines Erachtens wirksame Behandlung mit Erythrosin-Quecksilber-Vaginalkugeln empfehlen.

Die Applikation mittels Glasstabes ist einfach und ohne Reizwirkung, das Mittel nimmt durch die Körperwärme sofort Salbenform an, es hat keine schädliche Neben- und eine gute Tiefenwirkung, durchschnittlich tritt nach 10 maliger Behandlung nach 20 Tagen Heilung ein.

Literaturverzeichnis.

[1] *Hess*, Die Sterilität des Rindes. M. u. H. Schaper, Hannover 1920. — [2] *Rautmann*, Berlin. tierärztl. Wochenschr. 1914, Nr. 11. — [3] *Rautmann*, Berlin. tierärztl. Wochenschr. 1914, Nr. 12. — [4] *Albrechtsen*, Die Unfruchtbarkeit des Rindes, ihre Ursachen und ihre Behandlung. Berlin 1920. — [5] *Witt*, Süddeutsche landw. Tierzucht 1921, Nr. 18 u. 19. — [6] *Wester, J.*, Eierstock und Ei. Berlin 1921. — [7] *Hutyra* und *Marek*, Spez. Pathologie und Therapie der Haustiere 1, 2. Aufl. [8] *Schermer* und *Ehrlich*, Berlin. tierärztl. Wochenschr. 1923, Nr. 4. — [9] *Richter, Joh.*, Ursachen und Behandlung der Unfruchtbarkeit des Rindes. Berlin 1922. — [10] *Rautmann*, Berlin. tierärztl. Wochenschr. 1920, Nr. 18. — [11] *Schermer*, Berlin. tierärztl. Wochenschr. 1913, Nr. 34. — [12] *Schreiber*, Zur Bekämpfung des Rinderabortus mit Abortin. Vierteljahrsbericht April 1922. — [13] *Bergschicker*, Berlin. tierärztl. Wochenschr. 1913, Nr. 51. — [14] *Sven Wall*, Berlin. tierärztl. Wochenschr. 1913, Nr. 1. — [15] *Fränkel*, Arzneimittel-Synthese, 4. Aufl., S. 629. — [16] *Stichdorn*, Berlin. tierärztl. Wochenschr. 1921, Nr. 43. — [17] *Poth, K.*, Abortus infectiosus. Ref. Ellenberger-Schütz, Jahresbericht, 38. Jahrg. 1918. — [18] *Witt*, Kritische Betrachtungen über Abortus, Scheidenkatarrh, Sterilität und Abortinimpfung bei Rindern. Ref. Ellenberger-Schütz, Jahresbericht, 38. Jahrg. 1918. — [19] *Hoskins*, Berlin. tierärztl. Wochenschr. 1920, Nr. 9. — [20] *Zeller*, Berlin. tierärztl. Wochenschr. 1913, Nr. 36. — [21] *Mißner* und *Oppermann*, Tierärztl. Rundschau 1922, Nr. 30. — [22] *Robinson*, Berlin. tierärztl. Wochenschr. 1921, Nr. 15. — [23] *Gminder*, Berlin. tierärztl. Wochenschr. 1919, Nr. 20.

Die Behandlung der Retentio secundinarum mit Carbo medicinalis und der Einfluß des Leidens auf den Involutionsprozeß des Uterus bei Pferd und Rind, ein therapeutisch-klinischer Beitrag.

Von

August Sauerländer,
approb. Tierarzt aus Heiden i. Lippe.

[Referent: Prof. Dr. *Schöttler*.]

Von den zahlreichen Methoden, die uns bei Behandlung der Retentio secundinarum zur Verfügung stehen, bietet die manuelle Entfernung zurückgebliebener Nachgeburten erhöhte Erfolgsicherheit. Verbunden mit geeigneter Nachbehandlung führt diese Art der Therapie am schnellsten und sichersten zur Restitutio ad integrum. Desinfizierende Ausspülungen des Cavum uteri sind nach der Operation tunlichst zu vermeiden; denn an und für sich schon sind infundierte Flüssigkeitsmengen imstande, die Funktionen des Uterus durch Zerren und Dehnen seiner Wandung und Aufquellung seiner Schleimhaut zu beeinträchtigen, und die bactericide Wirkung aller üblichen, der Spülflüssigkeit untermengten Desinfizientien wird erst in einer Konzentration erreicht, bei der es ohne tiefgreifende Läsionen der Uterusmucosa nicht abgeht.

Diese Nachteile werden ausgeschaltet durch Anwendung der Carbo medicinalis. Nicht Uterusdesinfektion ist das Ziel dieses Verfahrens, sondern das Einbringen pulverförmiger Mittel in den Uterus verfolgt den Zweck, durch Adsorption der hier fast regelmäßig im Anschluß an die Retentio sich bildenden jauchigen Produkte einmal die Involution und die unter ihrem Einfluß sich vollziehende beschleunigte Reinigung der Metrahöhle herbeizuführen, und zum anderen den hineingelangten Bakterien das hier so günstige Nährsubstrat zu entziehen.

Der Applikation der formlosen Carbo medicinalis stellen sich gewisse Schwierigkeiten entgegen. Die Anwendung der sog. Kohleaufschwemmungen bietet in dieser Hinsicht zwar Erleichterungen, der Flüssigkeitsbestandteil des Kohlebreis vermindert aber die zum großen Teil den Wert der Kohletherapie ausmachende Intensität der Adsorption. Durch die in Form gebrachte Carbo medicinalis in Gelatinekapseln und die elastischen Kohlestäbe ist der Applikationsmodus wesentlich vereinfacht. Die Merckschen schlanken, zuckerhutförmigen „elastischen Kohlestäbe" waren mir bei Nachbehandlung der Retentio dann besonders wertvoll, wenn wegen fortgeschrittenen Verschlusses der Cervix ein Durchkommen mit der Hand oder mit den härteren, in der Form etwas plumperen Bengenschen Gelatinekapseln erschwert war. Sonst aber habe ich von den Bengenschen Gelatinekapseln weitgehendst Gebrauch gemacht.

Im Anschluß an die meist am 4. Tage post partum vorgenommene manuelle Beseitigung der Eihäute führte ich regelmäßig etwa 15 der Bengenschen Kapseln — 3 davon in das ingravide Horn — ein. In der Spitze des gravid gewesenen Horns bei Kühen wegen zu fester Verbindung der Placenten zurückgebliebene oder mit Rücksicht auf das Muttertier zurückgelassene Eihautreste gingen meist am 3. Tage nach der Kohleapplikation ab. Bei Stuten wurden in jedem Falle die Eihäute nach Möglichkeit 24 Stunden post partum entfernt und prophylaktisch je nach Lage des Falles eine Anzahl der Kapseln eingeführt.

Bei der bei Kühen meist mit $^1/_4$ stündiger Massage des Uterus per rectum abschließenden Nachbehandlung bietet der Tonus des Uterus prognostisch wichtige Anhaltspunkte. Bei der Stute habe ich diese Manipulationen als zwecklos unterlassen.

Zusammenfassend sind die den Wert der Kohletherapie ausmachenden Faktoren nach meinen Erfahrungen in erster Linie intensive Adsorptionsfähigkeit, verbunden mit vollkommener Reiz- und Geruchlosigkeit. Die bei zurückgebliebenen Eihautresten vielfach im Uterus sich bildenden putriden Stoffe stören den Involutionsprozeß. Infolge ihrer Adsorption durch die Carbo medicinalis nimmt die Involution unbehindert ihren Fortgang und sorgt für restlose Reinigung der Metrahöhle. Die Reizlosigkeit der Carbo medicinalis gewährleistet Schonung des Muttertiers. Die Gefahr eines Gebärmuttervorfalls wird dadurch herabgemindert und die empfindliche Uterusmucosa für spätere Konzeption intakt erhalten. Führt das Leiden dennoch gelegentlich zur Notschlachtung, so schließt die völlige Geruchlosigkeit der Carbo die nach Anwendung desinfizierender Einläufe beobachtete Übertragung des Geruchs auf das Fleisch aus. Bei einer nach Verletzungen der Metrawand bestehenden Retention bildet die Carbo medicinalis den besten Ersatz für die in diesem Falle erst recht kontraindizierten Spülungen.

Kasuistik.

1. 16. X. 1922. Kuh des Hofbes. K. in E. litt seit 8 Tagen an Retentio. Temperatur gegen 11 Uhr vormittags 41,5°. Seit 24 Stunden verweigerte Pat. jegliches Futter. Besitzer, prinzipiell Gegner der manuellen Entfernung, verlangte anderweitige Behandlung. Trotz fortgeschrittenen Cervixverschlusses gelang die Applikation von 15 Kapseln Carbo medicinalis „Bengen" ohne Schwierigkeiten. Tags darauf nahm das Tier vom dargebotenen Mehltrank, die Eihäute gingen einige Tage später ab, und das Tier genas, wenn auch langsam.

2. 13. V. 1922. Kuh des Gast- und Landwirts B. in D. Seit 14 Tagen bestehende Retention. Temperatur 9 Uhr vormittags 40,8°. Die Kuh machte einen heruntergekommenen Eindruck und nahm vom dargebotenen Futter und Getränk nur geringe Mengen an. Ein allmähliches Nachlassen der Milchsekretion bis zum vollen Sistieren war die Folge. An den bis etwa zu $^2/_3$ bereits ohne Hilfe ausgedrängten Eihäuten befanden sich mehrere abgefaulte Karunkeln. Durch den bis zum Durchgang von 3 Fingern erweiterungsfähigen Muttermund ließen sich die Eihäute unter geringer Zugwirkung entfernen, wobei zwei weitere faule, gänzlich mürbe

Karunkeln abgerissen wurden. 20 Kapseln Carbo medicinalis, denen weitere je 20 in Abständen von je 2 Tagen folgten, führten eine schrittweise Besserung herbei.

3. 14. I. 1923. Kuh desselben Besitzers, der meinem bei Behandlung seines ersten Tieres ihm gegebenen Rate folgend, auch am 4. Tage post partum zuzog. Temperatur mittags 38,9°. Nach restloser, ohne Schwierigkeiten gelungener Entfernung der Eihäute wurden 12 Kapseln Carbo medicinalis in das Cavum uteri gebracht. Die nur um 2 Liter zurückgegangene Milchmenge war nach 3 Tagen wieder erreicht.

4. 2. V. 1922. Kuh des Hofbes. M. in Sch. Bei diesem Tiere waren in den beiden voraufgegangenen Jahren laut Mitteilung des Besitzers die Eihäute manuell entfernt worden. Der Besitzer bat diesmal ausdrücklich um möglichst frühzeitige Entfernung. Sie erfolgte 24 Stunden nach der Geburt anfangs ohne besondere Schwierigkeiten. In der Hornspitze jedoch mußte von einer Lösung mit Rücksicht auf das Tier abgesehen werden. Nach Applikation von 15 Kapseln ging der Rest der Eihäute 4 Tage später ab. Milchrückgang und Verminderung des Appetits wurden nicht beobachtet. Am 14. III. 1923 hatte ich bei dieser am 4. Tage post partum noch mit Retentio behafteten Kuh die Eihäute abermals zu entfernen. Diesmal litt das Tier unter erheblichen Störungen des Allgemeinbefindens. Es lag meist, den Kopf in die Seite gelehnt, apathisch im Stall. Es bot sich mir Gelegenheit, den Verlauf des ganzen Leidens von der Operation bis zur endgültigen Wiederherstellung — des öfteren sogar mehrfach an einem Tage — zu beobachten. Die Beseitigung der Eihäute war mit erheblichen Schwierigkeiten verbunden. Die sonst zu einem dicken Strang vereinigten Eihäute waren hier in viele dünne Teilstränge zerfasert und von überaus brüchiger Beschaffenheit. Selbst bei nur losem Anziehen rissen sie. Die Verbindung der einzelnen Plazentome war dagegen eine derart innige, daß das im Corpus uteri schon mühevolle Abstreifen im Horn gänzlich unmöglich wurde. Ich brach deshalb die Arbeit ab und führte nach der üblichen Aushebung des Uterus 15 Kapseln ein. Eine meinerseits am Abend vorgenommene Temperaturermittelung ergab eine Erhöhung von 40° auf 40,4° (normale Tagesdifferenz). Am folgenden Tage betrug die Temperatur morgens 39,6°, abends 39,8°. Tags darauf verweigerte das Tier jegliches Futter, lag dauernd und war nur nach mehrfachem Antreiben unter Zittern der Hinterschenkelmuskulatur und Schwanken der Nachhand zum Aufstehen zu bewegen. Die Untersuchung ergab im Uterus das Vorhandensein erheblicher Mengen übelriechender Flüssigkeit, nach deren Abhebung ich die 2 Tage zuvor zurückgebliebenen Eihautreste mühelos sämtlich von den Kotyledonen abstreifen konnte. Abermals wurden 12 Kapseln eingeführt. Der Erfolg war, daß die inzwischen sogar auf 40,5° gestiegene Temperatur an demselben Abend nur noch 39,2° betrug. An den folgenden Tagen schwankte die Temperatur zwischen 39° und 40°, Milchmenge und Appetit nahmen nach nochmaliger Abhebung der jauchigen Produkte und Einführung weiterer 10 Kapseln langsam zu, bis am 26. III. die Temperatur 38,6° erreicht hatte und bei vollkommen normaler Freßlust die täglich zunehmende Milchmenge das Anfangsquantum wieder erreicht hatte.

5. Bei einer am 22. IV. 1923 von mir am 3. Tage post partum behandelten Kuh desselben Bestandes gingen schon einige Tage nach der Operation die unter Einwirkung der Corba zurückgebliebenen Eihautreste ab.

6. 3. II. 1922. Kuh des Sägewerksbes. St. in L., die ich ebenfalls bisher zweimal behandelte. Im ersten Falle erfolgte die Abnahme am 1. Tage post partum, und zwar mit erheblichem Aufwand an Zeit und Mühe. In der Hornspitze befindliche Nachgeburtsteile konnten überhaupt nicht entfernt werden, sondern gingen erst 5 Tage nach erfolgter Carbo-Applikation ab. Im 2. Falle erfolgte bei diesem Tier am 19. III. 1923 leicht und mühelos 4 Tage nach der Geburt restlose Ent-

fernung der Nachgeburt und Einführung von 10 Kapseln. Das Tier ist bereits wieder hochtragend.

7. Dem Hofbes. H. in L. war eine Kuh an Retentio secundinarum eingegangen. Tierärztliche Hilfe war nicht in Anspruch genommen. Bei zwei weiteren Tieren dieses Bestandes wurden meinerseits die Secundinae (2. XI. 1921 und 15. IV. 1922) am 4. Tage post partum manuell entfernt und im Anschluß daran 10 bzw. 15 Kapseln einmalig appliziert. Störungen des Allgemeinbefindens waren bei beiden Tieren vor wie nach der Operation nicht vorhanden.

8. Zwei Tiere des Hofbes. W. in H. waren bereits heftig erkrankt, als ich — am 8. VI. 1922 und 22. X. 1922 — zur Behandlung zugezogen wurde. Neben den üblichen, im 2. Falle besonders ausgeprägten Symptomen, zeigten beide Tiere bereits Temperaturen über 40°. Von den Secundinae war außerhalb der Vulva nur der abgerissene Strang der Nabelgefäße sichtbar. Die in beiden Fällen am 4. Tage nach der Geburt vorgenommene Entfernung der Eihäute ging nicht ohne Schwierigkeiten ab, war auch nicht restlos durchzuführen. Fall. 2 machte eine zweite Kohleapplikation erforderlich. Beide Tiere genasen und haben wieder aufgenommen.

9. Kuh des Hofbes. L. in H., ein junges, kräftiges Tier, hatte im 6. Monat verkalbt. Am 4. Tage post partum, den 19. II. 1923 wurden die Eihäute, soweit angängig, manuell entfernt. Die Lösung von den Kotyledonen war äußerst schwierig, denn das durch Bauchpresse und nachhaltige Kontraktionen verengerte Lumen eines infolge Verkalbens sowieso nicht zu vollem Umfange ausgedehnten Uterus beeinträchtigte die Bewegungsfreiheit der operierenden Finger derart, daß nur ungefähr die Hälfte der Eihäute entfernt werden konnte, während die andere Hälfte nach Applikation von 10 Kapseln Carbo medicinalis 3 Tage später ausgestoßen wurde.

10. Kuh des Landw. J. verkalbte am Sonntagmittag, 29. IV. 1923. Dem Besitzer war am Morgen aufgefallen, daß das Tier beim Abfüttern liegenblieb und auch vom vorgehaltenen Futter nicht hinnahm. Nach Feststellung der Innentemperatur — 41,5° — trieb ich das Tier auf. Mit krummem Rücken, die Hinterbeine gespreizt, stand es kurze Zeit, ohne allerdings merklich zu drängen. Die Untersuchung der Scheide bestätigte die Vermutung eines zu erwartenden Partus immaturus. Ich klärte den Besitzer auf und empfahl ihm, abzuwarten. Am Spätnachmittag rief er abermals, trotz heftigen Drängens verzögerte sich der Geburtsakt. Der Muttermund war inzwischen verstrichen. Die Eihäute wurden gesprengt und nach müheloser Entwicklung eines etwa 5 Monate alten Foetus die allenthalben den noch nicht zu voller Größe entwickelten Karunkeln anhaftenden serosaähnlichen Eihäute nicht ohne Mühe entfernt. Mit der üblichen Carbo-medicinalis-Applikation gelangte die Behandlung zum Abschluß. Die Temperatur betrug tags darauf nur noch 39,5° und Appetit und Allgemeinbefinden des Tieres war vollkommen normal.

11. In der Nacht vom 11. zum 12. VI. 1922 war von Laienhand bei einer älteren Kuh des Hofbes. C. in M. Geburtshilfe geleistet worden. Erst die Zugkraft von 8 Mann hatte genügt, das zwar nicht überaus große, aber nach Beschreibung des Besitzers in unterer Stellung und Steißendlage befindliche Kalb zu entwickeln. Der am 14. VI. 1922 von mir aufgenommene Befund war folgender: Temperatur 41,1°. Bewegungen steif, ängstlich und vorsichtig. Klagender Blick. Vulva und Scheide ödematös geschwollen. Muttermund ventral eingerissen. An der dorsalen Gebärmutterwandung ein etwa 10 cm langer Riß. Die gesamten, nur noch in der unerreichbaren Hornspitze den Kotyledonen anhaftenden Secundinae befanden sich noch in der Metrahöhle. Diese wurden behutsam entfernt, die jauchigen Zersetzungsprodukte ohne Rückstand abgehebert, der Uterus per rectum intensiv massiert und erstmalig 20, zwei Tage darauf ebenfalls unter voraufgegangener Entleerung und Massage abermals 20 Kapseln eingeführt. Bereits bei meinem zweiten Besuche konnte ich dem schon Notschlachtung in Erwägung ziehenden

Besitzer einen wahrscheinlich günstigen Ausgang voraussagen. Das Tier genas und wurde später als Schlachttier verkauft.

12. Stute des Hofbes. R. in H. hatte frühmorgens gegen 3 Uhr ein totes und ein kümmerlich entwickeltes zweites Fohlen geworfen, das später einging. Die nicht abgegangenen Fruchthüllen hingen noch am Abend in einem langen Strang bis fast auf die Erde. Infolgedessen hatte mich Besitzer bei Anbruch der Nacht zugezogen, trotzdem keinerlei weitere Störungen im Befinden des Tieres wahrzunehmen waren. Die nur noch in der unerreichbaren Hornspitze festsitzenden Fruchthüllen ließen sich durch vorsichtiges Drehen und Ziehen beseitigen. Zur Prophylaxe führte ich ein Dutzend Kapseln ein. Störungen im Befinden des Tieres wurden auch nachdem nicht beobachtet.

13. Am 10. IV. 1922 hatte die vorm Pflug arbeitende Stute des Hofbes. M. in Sch. unter meinem Beisein 3 Wochen zu früh ein kräftiges Fohlen geboren. Die Befestigung der am folgenden Tage zu beseitigenden Eihäute war eine derart innige, daß ich vorsichtshalber anschließend an die Operation 15 Kapseln Carbo einzuführen vorzog. Unangenehme Folgen traten nicht ein.

14. Am 2. II. 1923 rief mich Hofbes. H. zu H. zu seiner plötzlich an heftiger Kolik erkrankten Stute. Am 1. II. habe das Tier frühmorgens verfohlt, sei aber bislang vollkommen ruhig gewesen. Die Fruchthüllen seien mit dem Foetus abgegangen. Die Befundaufnahme — 36 Stunden post partum — ergab folgendes: Heftige Unruhe, zeitweises Wälzen, profuser Schweißausbruch, derart, daß das Tier über den ganzen Körper mit kaltem Schweiß bedeckt war. Der Puls war gleichmäßig und regelmäßig, seine Frequenz jedoch erhöht, die Atmung oberflächlich und beschleunigt. Die Temperatur betrug $39,9°$. In der Spitze des graviden Horns war ein etwa 25 cm langer Eihautrest zurückgeblieben, dessen ringsum bestehende recht innige Verbindung mit der Metrawand der dringend notwendigen manuellen Entfernung erhebliche Schwierigkeiten entgegensetzte. Erst nach halbstündiger vorsichtiger, äußerst mühseliger Arbeit gelang es, diesen verhältnismäßig nur kleinen Eihautrest zu entfernen. Infolge des schon bemerkbaren Fäulnisgeruchs führte ich 20 Kapseln Carbo medicinalis ein. Die nach sorgfältiger Frottage seitens einiger Gehilfen mit einem Woilach gut eingedeckte Stute war inzwischen vollkommen ruhig geworden und bei meinem Besuche am folgenden Tage fand ich sie gesund und munter.

15. Einen ungünstigen Verlauf nahm die Retentio bei einer Stute des Hofbes. K. in Sch. am 15. II. 1923. Die besonders ventral und in der Hornspitze bestehende recht innige Verbindung der Plazenten erschwerte die manuelle Lösung, und die Reinigung der Hornspitze mußte lediglich der an den Eihäuten ausgeübten Zugwirkung überlassen werden, da die Kürze des Armes anderweitige operative Unterstützung ausschloß. Mit der üblichen Kohletherapie gelangte die Behandlung einstweilen zum Abschluß. Die am Morgen schon recht bedenkliche Temperatur von $41°$ erhöhte sich am Abend auf $41,4°$. Puls und Atmung waren beschleunigt. Am 16. II. früh der gleiche Befund. Behandlung: Abheberung, abermalige Kohleapplikation. Abends Temperatur 40,8. Heftiges Stöhnen beim Kotabsatz. An den folgenden Tagen regelmäßig die gleiche Behandlung mit dem Erfolg täglich sich verbessernden Allgemeinbefindens. Fast 4 Monate später mußte die inzwischen schon wiederholt an Kolik erkrankte Stute in der Agonie notgeschlachtet werden. Die Sektion ergab Pyometra, Pyosalpinx, Adhaesivperitonitis.

16. Einen ähnlichen Verlauf nahm das Leiden bei einer Stute des Hofbes. W. in H., am 5. VI. 1923. Hier war das Leiden obendrein noch von einer heftigen Geburtswehe begleitet. Die Stute verweigerte das Futter und stand ruhig, aber in träger Haltung im Stall. Nur ein leicht zu beseitigender Eihautrest war zurückgeblieben. Neben den üblichen speziell gegen die Wehe gerichteten therapeutischen

Maßnahmen mußte infolge der sich im Uterus immer wieder ansammelnden jauchigen Produkte eine wiederholte Kohleapplikation vorgenommen werden. Die Temperatur schwankte innerhalb dieser Zeit zwischen 39,5 und 40,5, die Pulszahl zwischen 40 und 50. Der Befund am 6. Tage post partum gestaltete die anfangs zum mindesten recht zweifelhafte Prognose derart günstig, daß von einer weiteren Behandlung abgesehen werden konnte.

17. Unangenehme Komplikationen hatte die Retentio secundinarum bei einer Stute des Hofbes. M. in Sch. hervorgerufen, wohl zum Teil durch Verschulden des Besitzers selbst, der durch Zugwirkung eine Invagination des graviden Horns hervorgerufen hatte. Schon am Vormittag des 9. IV. 1923, 8 Stunden post partum, zeigte die Stute heftige Kolikerscheinungen, Wälzen, Puls- und Atembeschleunigung sowie Schweißausbruch. Die nur noch im Horn bestehende innige Verbindung, das heftige Drängen, die infolge der Invagination erhöhte Empfindlichkeit sowie die dadurch hervorgerufene Unruhe der Stute beeinträchtigten die manuelle Lösung derart, daß sie erst nach erheblichem Aufwand von Zeit und Mühe zu dem gewünschten Erfolg führte. Auch die Reposition gelang trotz Hochstellung der Hinterhand nicht ohne Schwierigkeiten. 20 Kapseln wurden eingeführt, worauf der Arm noch etwa $^1/_4$ Stunde im Uterus verblieb. Die Stute war am folgenden Tage gesund und munter.

Die Involution.

Der Involutionsprozeß des normalen Uterus nach der Geburt nimmt bei Pferd und Rind einen maximalen Zeitraum von 6 Wochen in Anspruch. Normal-physiologisch erleidet der Uterus nach der Geburt zweierlei Umänderungen. Zunächst erfolgt durch Wehen und Nachwehen eine allseitige Kontraktion seiner Wandschichten und später durch Rückbildung der ihn bildenden Gewebsteile eine allmähliche Reduktion des ganzen Organs mit beträchtlichem Gewichtsverlust. Die Kontraktionen laufen, abschnittsweise das Organ ergreifend, gleich einer peristaltischen Welle, langsam über den ganzen Uterus, derart, daß ein gerade im Stadium der Kontraktion befindlicher Abschnitt sich in den ersten Tagen nach der Geburt per rectum etwa 90 Sekunden lang bretthart anfühlt. Weit schwächer als bei Kühen sind die Kontraktionen bei Stuten und rectal kaum festzustellen, gelegentlich der Exploration per vaginam vermag man sie jedoch wahrzunehmen. Diese Kontraktionsfähigkeit des Uterus kann unter dem Einfluß der Retentio unter Umständen erhebliche Einbuße erleiden. Die Secundinae mitsamt ihren Zersetzungsprodukten zerren und dehnen den Uterus, und nicht nur die Schleimhaut, sondern auch die tieferen Gewebsschichten werden in Mitleidenschaft gezogen. Man vergleiche nur die sammetweiche, in Falten leicht abhebbare Schleimhaut eines gesunden Uterus mit der oft rauhen, trockenen, mehrtägiger Retentio ausgesetzten Schleimhaut, die in Falten nicht abzuheben ist, sich mit dem Fingernagel jedoch förmlich abschaben läßt. Man vergleiche die nachgiebigen, geschmeidigen Wände eines normalen Uterus post partum mit den starren, spröden, sich hart anfühlenden Wänden dieses Organs unter Einfluß einer längeren Retention der Eihäute. Derartig tiefgreifende Gewebsläsionen können selbstverständlich zu funktionellen Schädigungen des Uterus führen und seine zur Rückbildung erforderliche Kraft hemmen. Während normalerweise einige Stunden nach der Geburt bei Pferd und Rind Lumen des „Körpers" und der Cornua uteri verschwunden ist, bietet die Vaginalexploration eines mit Retention der Eihäute behafteten Uterus unter Umständen ein mehrere Tage· hindurch unverändertes Bild. Die Metrahöhle ist geräumig, wie kurz nach der Geburt, und angefüllt mit der Masse der Eihäute und ihren Zersetzungsprodukten. So fand ich einmal sogar noch am 8. Tage post partum bei einer Kuh und am 9. Tage bei einer Stute im Anschluß an Retentio secundinarum ein vom Zustande nach der Geburt kaum abweichendes Uteruslumen.

Bezüglich des Tonus sei erwähnt, daß es mir des öfteren am 3. Tage bestehender Eihautretention nur nach intensiver Massage des Uterus per rectum möglich war, schwache und oberflächliche Kontraktionen auszulösen, während ich sowohl normalerweise als auch bei anderen Uteri nach Retentio selbst am 4. Tage noch heftige Kontraktionen mit deutlicher Faltenbildung feststellen konnte. Und daß diese Atonie allein auf die Retentio zurückzuführen ist, erhellt daraus, daß nach Beseitigung der Retention und Entleerung der Metra alsbald die Kontraktionen, wenn auch anfangs durch Rectalmassage unterstützt, wieder einsetzten. Daß die Rückbildungsvorgänge nach einer voraufgegangenen Retentio die normal zu ihrer Vollendung benötigte Zeitspanne unter Umständen bei weitem überholen, dürfte aus Beispielen zu ersehen sein, wo oft Monate später Tiere mit eitrigen, schleimigen Ausscheidungen der Metra und erheblicher Größendifferenz der Uterushörner nach voraufgegangener Retentio zur Untersuchung bzw. Behandlung vorgeführt werden.

Experimentelle Untersuchungen über den Milchzuckergehalt in Strichgemelken gesunder und kranker Kühe mittels der Kalilaugeprobe und deren Bedeutung für die praktische Milchhygiene [*].

Von

Egon Dieckerhoff,
Schlachthofdirektor und prakt. Tierarzt, Schwerte (Ruhr).

(Aus der Arbeitsgemeinschaft der Schlachthöfe des Reg.-Bez. Arnsberg [Oberleitung: Reg.- u. Vet.-Rat Dr. *Matschke*, Arnsberg].)

[Referent: Prof. Dr. *Bongert*.]

Einleitung. Die Milch nimmt unter unseren Nahrungsmitteln eine der ersten Stellen ein. Die Forderung einer zuverlässigen Kontrolle dieses für Kranke, werdende und stillende Mütter sowie für Säuglinge

---

[*] Die nicht mitgedruckten Tabellen sind im Institut für Nahrungsmittelkunde der Tierärztlichen Hochschule zu Berlin niedergelegt.

unentbehrlichen Nahrungsmittels ist daher sehr berechtigt. Für die meisten saprophytischen und pathogenen Mikroorganismen bildet die Milch einen vorzüglichen Nährboden; infolgedessen können bei unsauberer, nicht hygienischer Gewinnung derselben sehr leicht Einzel- und Masseninfektionen auftreten. Der Nährwert der Milch wird oft wesentlich herabgesetzt, sei es durch innere und äußere Erkrankungen der milchgebenden Tiere oder durch unlautere Handlungen seitens der Eigentümer.

Schon frühzeitig griff man in den Verkehr mit Milch ein, weil man vom Auftreten bestimmter Tierseuchen her wußte, daß die Milch erkrankter Tiere geeignet ist, die menschliche Gesundheit zu gefährden. Der Verkauf der Milch seuchenkranker Tiere wurde daher verboten. Erst im Laufe des 19. Jahrhunderts erließen einige größere deutsche Städte weitergehende Bestimmungen, durch die besondere Anforderungen an die chemische Zusammensetzung der Marktmilch gestellt wurden; *hierbei wurde jedoch die berechtigte Forderung einer hygienisch einwandfreien Beschaffenheit der Milch so gut wie ganz außer acht gelassen.*

Die Milchkontrolle darf sich aber heutzutage nicht damit begnügen, einfach festzustellen, ob die als Vollmilch feilgebotene Milch durch Wasserzusatz verfälscht oder entrahmt ist, sondern sie muß vor allen Dingen verhindern, daß Milch, die an der Produktionsstätte schon schädliche Eigenschaften haben kann, in den Handel gebracht wird. *Eine wirksame Milchkontrolle hat schon an der Produktionsquelle einzusetzen und mit der Feststellung des Gesundheitszustandes der liefernden Milchtiere zu beginnen.* Der berufene Sachverständige hierfür ist der Tierarzt. Dieser ist befähigt, bei einer Erkrankung des Milchtieres die Diagnose und damit auch die Prognose zu stellen, ob das Tier bald oder nach längerer Zeit oder überhaupt nicht mehr „nutzungsfähig" wird. Das trifft bevorzugt natürlich für die Milchgewinnung zu und für die rechtzeitige Erkennung des Zeitpunktes, von dem an die Milch vom Konsum auszuschalten ist oder wieder in den Verkehr gegeben werden darf.

Eine ordnungsmäßige Regelung des Milchverkehrs ist zweckmäßig der Einheitlichkeit wegen durch ein Reichsgesetz zu erstreben. Man kann aber nicht deswegen, weil dieses zur Zeit noch nicht besteht, die Kontrolle überhaupt außer acht lassen. Auch ohne ein Reichsgesetz kann diese in Anlehnung an den Preußischen Ministerialerlaß vom 26. Juli 1912 nach der sanitätspolizeilichen Seite ausgebaut werden, wobei die in der von *Matschke* und *Mohrmann*[8]) veröffentlichten Milchpolizeiverordnungen gegebenen Richtlinien zu beachten sind. Solange man aber auch hierfür behördlicherseits nicht die erforderlichen Maßnahmen zu treffen sich entschließt, wird man von Fall zu Fall vorgehen müssen, wie es die Verfügung des Regierungspräsidenten von Arnsberg an die Tierärzte des Bezirkes vorschreibt, aber nicht so, wie es bislang von den chemischen Untersuchungsämtern oder Polizeiverwaltungen beliebt ist. *In Straffällen muß immer auf die Produktionsstätte zurückgegangen werden.* Dort muß von einem Sachverständigen, und das kann nur der Tierarzt sein, die Probe entnommen werden, und nicht von einem Polizeibeamten, wobei alle Momente zu beachten sind, die zu etwaiger ungewollter Milchabänderung beitragen können. Probeentnahme durch Nichtsachverständige und eine rein chemische Untersuchung können sehr eigenartige Untersuchungsergebnisse erzielen. Verschiedentlich ist es nämlich vorgekommen, daß Milch für sehr fettreich und von bester Qualität gehalten wurde, die zahlreiche Eiterkörperchen enthielt und umgekehrt Milch von niedrigem Fettgehalt und Trockensubstanz für verfälscht erklärt wurde, während sie in Wirklichkeit von kranken Kühen stammte.

Bei Beginn einer aussichtsvollen allgemeinen Milchkontrolle muß also die Arbeit des einzelnen praktizierenden Tierarztes im Stall einsetzen, während die Gesamtarbeit beim Ausbau der Milchhygiene, wie *Glage*[4]) und *Matschke* und *Mohrmann*[8]) mit Recht fordern, unter Mitwirkung sämtlicher Gruppen der Tierärzte vor sich gehen muß. Der praktische Tierarzt wird bei der praktischen Milchkontrolle auf die allgemein gültigen Regeln achten und hinweisen, daß die Milch sauber und einwandfrei gewonnen werden muß, was nur in einem sauberen, den Anforderungen der Hygiene entsprechend gehaltenen Stall möglich ist. Versucht der Tierarzt in der richtigen Art und Weise auf den Milchproduzenten einzuwirken, so wird er für die Forderungen der Hygiene, wenn auch nicht gleich, so doch allmählich das notwendige Verständnis finden. Unter Leitung des sachverständigen Tierarztes kann auch im kleinsten Betriebe einwandfreie Milch gewonnen werden, so daß nur gute und reine Milch zum Verkaufe kommt. Es wird dann gelingen, zu verhindern, daß übelriechende, faulige, verfärbte, blutige oder bittere Milch zum Verkauf gelangt.

Milch von Kühen, die mit Euterkrankheiten oder inneren Krankheiten behaftet sind, darf selbstverständlich nicht dem Verkehr übergeben werden, zumal wenn noch das Allgemeinbefinden der Tiere gestört ist. Es gelingt aber oft nicht, schon durch die gewöhnliche Art der Untersuchung beginnende Milchveränderungen zu erkennen. Ein hierfür geeignetes Reagens würde jedem Praktiker gute Dienste leisten, sofern er es ohne große Umstände an Ort und Stelle anwenden könnte, und damit würde sich wieder zeigen, daß gerade der Tierarzt der gegebene Sachverständige ist, der dem Landwirt mit Rat und Tat zur Seite stehen kann, weil er in der Lage ist, falls die allgemeine Prüfung nicht genügt, durch Heranziehung besonderer Untersuchungsmethoden schnell an Ort und Stelle den Zeitpunkt festzustellen, wann die Milch wieder in den Verkehr gelangen darf. Dafür ist nach *Glage* die Beteiligung der praktizierenden Tierärzte nicht nur erwünscht, sondern erforderlich, um die notwendigen Maßnahmen im Interesse der Allgemeinheit und des Besitzers durchführen zu können.

Es kann daher nicht genug begrüßt werden, wenn die tierärztliche Forschung den Praktikern Mittel an die Hand gibt, die sie befähigen, im Dienste und zum Wohle der Allgemeinheit als besonders ausgebildete und vorgebildete Sachverständige tätig zu sein. Sache der Praktiker ist es aber, im werktätigen Leben zu versuchen, ob die von den Forschern gegebenen Richtlinien für die Praxis richtig und durchführbar sind und sich bewähren.

In diesem Sinne ist auch vorliegende Arbeit aufzufassen.

Glage[4]), der die Mitwirkung der Tierärzte in der Praxis fordert, hat nicht unterlassen, dem Tierarzte zu seinem sonstigen Rüstzeug, um sinnlich wahrnehmbare Eigenschaften der Milch festzustellen, einfache Untersuchungsmethoden mitzuteilen, die er im Stall oder in der Wohnung, ohne große Hilfsmittel ausführen kann. Er vertritt die Meinung, daß bei der Milchhygiene das Strichgemelke die Grundlage ist, von der ausgegangen werden muß. Mit Recht bezeichnet er es als einen Mangel, daß die Aufmerksamkeit, wie bisher, auf die Untersuchung der Mischmilch in der Hauptsache beschränkt worden ist. Schon 1914 wies er darauf hin, daß dem Milchzucker bei Begutachtung der Milch auf gesunde Beschaffenheit überhaupt keine oder nicht genügende Beachtung geschenkt worden ist. Der Grund hierfür mag gewesen sein, daß ein abnormer Milchzuckergehalt einer Einzelprobe, sofern sie in der Mischmilch aufgegangen ist, nicht so zu kontrollieren ist, daß auf das Liefertier zurückgegriffen werden kann. Er ist der Ansicht, daß erst durch die Mobilmachung der Tierärzte für die Milchuntersuchung es möglich sein wird, Einzelgemelke und besonders Strichgemelke einer besonderen Untersuchung zu unterziehen.

Der Milchzucker ist ein spezifischer Bestandteil der Milch; er wird in der Milchdrüse gebildet. Nach den heutigen Kenntnissen der physiologischen Chemie nimmt man mit Sicherheit an, daß der Milchzucker durch die in ihren normalen Funktionen nicht abgeänderten bzw. gesunden Zellen der Milchdrüse mit aus dem Blute ihr zugeführten Traubenzucker gebildet wird. Man darf daher auch mit Recht annehmen, daß eine kranke Drüse diese Arbeit, wenn sie diese überhaupt noch leisten kann, nicht in der Vollkommenheit zu leisten vermag, wie eine gesunde. Solange man keine Methode kannte, mit der man leicht und genügend sicher den Gehalt an Milchzucker feststellen konnte, war eine Vernachlässigung dieser Milchsubstanz selbstverständlich. Seitdem man aber weiß, welchen günstigen Einfluß gerade der Milchzucker auf Säuglinge und Kranke ausübt, und seitdem bekannt ist, daß durch die gestörte Funktion der Euterdrüse der Milchzuckergehalt vermindert wird, ist es Pflicht der hygienischen Milchbeurteilung, auch dieser Substanz die Aufmerksamkeit zuzuwenden. Zur Feststellung der normalen Milchzuckermenge hat nun *Glage* eine Methode angegeben, nach der es dem praktizierenden Tierarzt möglich sein soll, Abweichungen in der Milchzuckermenge sofort an Ort und Stelle festzustellen.

Wie schon angedeutet, habe ich es mir in der vorliegenden Arbeit zur Aufgabe gemacht, durch Versuche in der Praxis festzustellen, ob die von *Glage* angegebene Methode der Milchzuckerbestimmung zur Feststellung von Krankheitszuständen im Euter zuverlässig ist, und ob diese Untersuchungsmethode auch durch den Tierarzt an Ort und Stelle oder in der Wohnung ohne wesentliche Hilfsmittel praktisch durchführbar ist.

Eigene Untersuchungen. Die von *Glage* zur Milchzuckerbestimmung verdächtiger Milchproben angegebene Vorschrift ist folgende:

„Man koche in einem Reagensglase eine Mischung von gleichen Teilen Milch und gewöhnlicher (15%) Kalilauge, etwa je 3 ccm, kräftig auf und lasse die heiße Flüssigkeit etwa 10 Minuten stehen."

Dem Wesen nach ist diese Probe eine colorimetrische quantitative Michzuckerbestimmung. Der in der Milch vorhandene Milchzucker ist der Anlaß, daß die Milch sich beim Kochen mit Kalilauge durch Karamelisierung je nach dem Milchzuckergehalt von gelb bis tief braun färbt. Es läßt sich eine Farbenskala aufstellen, von der man die etwaigen gefundenen und festgelegten Zahlen ein für allemal ablesen kann. Aber schon beim Kochakt selbst soll der geübte Tierarzt bereits unterscheiden können, ob der Milchzuckergehalt auffallend niedrig oder genügend ist.

Zur Methodik meiner Untersuchungen sei folgendes bemerkt: Ich konstruierte mir zunächst ein in der Praxis leicht mitzuführendes Untersuchungsschränkchen, das einen Spiritusbrenner, ein Fläschchen Kalilauge (15%), 4 graduierte Reagensgläser und eine Farbenskala enthält. Um einige Übung in der Beurteilung des Ablaufs der Reaktion zu erlangen, untersuchte ich erst eine Reihe von Milchproben (Strichgemelke) gesunder Kühe mittels der Kalilaugeprobe auf dem Vergleichswege mit wäßrigen Milchzuckerlösungen, die von bestimmter Konzentration, colorimetrisch den Gehalt an Milchzucker von 0,5 bis 5,0% anzeigten. Hierbei war mit aufgefallen, daß der entsprechende Gehalt an Milchzucker leichter und sicherer festzustellen war, wenn die Mischung von je 3 ccm Milch und Kalilauge nach dem Aufkochen mindestens 2 Stunden stehenblieb. Diese Vorversuche haben aber gezeigt, daß auch in der Praxis, und zwar sofort an Ort und Stelle, grobe Veränderungen, d. h. abnormer, geringer Milchzuckergehalt, festgestellt werden können.

Für die weiteren genauen Untersuchungen lag mir vor allen Dingen daran, auch das Sediment zu untersuchen, weshalb vorher die Milch zentrifugiert wurde.

Zunächst gelangte eine Reihe von Milchproben gesunder Kühe (65 Proben), dann von Kühen, die an Maul- und Klauenseuche, zum größten Teil durch künstliche Infektion, erkrankt waren (20 Proben), ferner von trocken stehenden bzw. am Ende der Laktation befindlichen Kühen (13 Proben), sowie von Kolostralmilch (10 Proben) zur Untersuchung. Des weiteren wurden untersucht Einzelgemelke von Kühen, die mit den verschiedensten Krankheiten behaftet waren (23 Proben). Sodann wurde die Milch von 5 Kühen eines Stalles bei wechselnder Fütterung (Weidegang, Rübenblätter, Trockenfutter) hinsichtlich des Milchzuckergehaltes geprüft.

Es wurden in allen Fällen nur Strichgemelke aus den einzelnen Vierteln hinsichtlich des Aussehens, der Konsistenz und des Geruches untersucht. Sodann wurde die Milch zentrifugiert, um den Bodensatz mikroskopisch untersuchen zu können. Derselbe wurde sowohl makroskopisch nach Menge, Aussehen, Farbe und Konsistenz, als auch mikroskopisch durch verschiedene nach *Gram, Ziel-Nehlsen* und *Giemsa* gefärbte Ausstrichpräparate auf das Vorhandensein von pathogenen Keimen und krankhaften Zellbeimengungen geprüft. Weiterhin wurde in sämtlichen Fällen sowohl die Tromsdorffsche Leukocytenprobe als auch die Katalasereaktion mittels Wasserstoffsuperoxyd im Einhornschen Gärungsröhrchen ausgeführt. In einzelnen Fällen, in denen die die Probe liefernden Kühe zur Schlachtung gelangten, wurde der klinische, chemische und mikroskopische Befund auch durch den pathologisch-anatomischen nachgeprüft.

In den im Institut für Nahrungsmittelkunde der Tierärztlichen Hochschule zu Berlin niedergelegten Tabellen sind die Ergebnisse meiner Untersuchungen niedergeschrieben. Ich habe in der Zusammenfassung der vorgenommenen Untersuchungen zum Vergleich mit der Kalilaugeprobe insbesondere die Katalasereaktion herangezogen, die sich als die zuverlässigste Methode bisher erwiesen hat, um den Gesundheitszustand der Milch zu bewerten.

Zusammenfassung.

1. Der Mindestgehalt der von gesunden Kühen stammenden Milch an Milchzucker kann 3% betragen, was auch durch die Kalilaugeprobe unter Benutzung einer bekannten Milchzuckerreihe bzw. einer hiernach gefertigten, nach Prozenten abgetönten Farbenskala annähernd genau festzustellen ist. Eine Milchzuckerlösung oder eine Kuhmilch, die 3% an Milchzucker enthält, gibt bei bestimmtem Kalilaugezusatz nach Aufkochen einen *braunen* Farbenton. Da nun die Versuche ergeben

haben, daß eine Milch, sofern sie 3% an Milchzucker enthält, als normal und gesund anzusehen ist, so wählt man aus Zweckmäßigkeitsgründen eine solche mit ihrem Mindestgehalt an Milchzucker als grundlegenden Ausgangspunkt für die vergleichende Beurteilung der verschiedenen Milchproben. Je höher aber die Konzentrationen werden, desto schwieriger zu erkennen sind die Farbenunterschiede, und in Anbetracht dessen, daß schließlich jede Farbenabschätzung nicht so genau ist wie eine gewichtsanalytische Methode, so empfiehlt es sich, auf Grund der Kalilaugeprobe nicht genau zu entscheiden, die Milch hat einen bestimmten Prozentgehalt an Milchzucker, sondern dahin zu erkennen, die Milch hat „genügend", „reichlich" oder „zu wenig" Milchzucker[4]), was für die praktische Bewährung der Kalilaugeprobe vollkommen genügen dürfte.

2. Die einzelnen Strichgemelke gesunder Kühe enthalten, verglichen an der nach künstlichen Milchzuckerlösungen gefertigten Farbenskala, einen durchschnittlichen Milchzuckergehalt von 4,25%, wobei der Befund in allen 4 Strichgemelken der gleiche ist.

3. Bei den an Maul- und Klauenseuche erkrankten Kühen nimmt der Milchzuckergehalt unwesentlich, aber gleichmäßig in den 4 Strichgemelken in den ersten Krankheitstagen (Fieber) ab, um mit dem Nachlassen des Fiebers und der Schmerzen allmählich auf die ursprüngliche Höhe anzusteigen, sofern die Erkrankung an Maul- und Klauenseuche keine Euterentzündung zur Folge hat. Unter 3% sank der Milchzuckergehalt in keinem Falle. Ob dies auf den milden Verlauf der Seuche zurückzuführen ist, muß noch geklärt werden.

4. Bei altmilchenden Kühen kurz vor dem Trockenstehen ist eine Verminderung des Milchzuckergehaltes festzustellen, während wohl beim eigentlichen Trockenstehen der Milchzuckergehalt unter 3% herabsinkt.

5. Die Kolostralmilch hat gleichmäßig in allen 4 Strichgemelken einen Milchzuckergehalt von 1,5 bis 2,5%, der ungefähr bis zu 8 Tagen anhält, um dann allmählich 3% zu übersteigen.

6. Euterentzündungen haben auch im latenten Stadium stets eine Herabminderung des Milchzuckergehaltes unter 3% zur Folge. Bei inneren Erkrankungen, die nicht zur Entzündung im Euter führen, ist der Gehalt an Milchzucker nur auf der Höhe der Erkrankung herabgemindert; er sinkt jedoch nicht immer unter 3%.

7. Futterwechsel beeinflußte den Gehalt an Milchzucker nicht.

8. Schleimige oder eitrig-schleimige Euterkatarrhe (Stauungsmastitis) haben eine erhebliche Herabminderung des Milchzuckergehaltes auf 2,5 bis 1,5% zur Folge.

9. Die zum Vergleich ausgeführte Katalaseprobe zeigt, daß Milch mit niedrigem Milchzuckergehalt einen hohen Katalasegehalt hat.

10. Die Katalaseprobe zeigt schon Veränderungen an, die makroskopisch an der Milch und klinisch an der Milchdrüse noch nicht wahrgenommen werden können; erhöhter Katalasegehalt zeigt eine gestörte Funktion der Milchdrüse an, wobei gleichzeitig an dem Produkt der gestörten Milchdrüse eine Herabminderung des Milchzuckers durch die Kalilaugeprobe festzustellen ist.

11. Erhöhter Katalasegehalt zeigt sich bei der Kolostralmilch als physiologische und bei Eutererkrankungen als pathologische Erscheinung. Hand in Hand geht hiermit ein zu geringer Gehalt der Milch an Milchzucker.

12. Der Geschmack solcher Milch mit erhöhtem Katalasegehalt ist infolge gleichzeitiger Herabminderung des Milchzuckergehaltes salzig.

Nach dem Ergebnis meiner Untersuchungen komme ich in Übereinstimmung mit den Feststellungen von *Glage*[4]) zu folgenden Schlußfolgerungen.

1. Die Kalilaugeprobe ist bei der Untersuchung von Stallproben für den praktischen Tierarzt ein wertvolles Hilfsmittel zur Feststellung latent verlaufender Euterentzündungen, die klinisch infolge des Fehlens grobsinnlicher Veränderungen als solche nicht zu erkennen sind.

2. Bei Euterentzündungen, die klinisch wie auch durch Veränderungen der Milch von vornherein diagnostizierbar sind, ist die Kalilaugeprobe von Wert zur Feststellung der Genußtauglichkeit der Milch aus den anscheinend noch gesunden Euterviertel, also zur Feststellung, ob der Krankheitsprozeß sich bereits auf die anderen, nicht sichtbar erkrankten Euterviertel ausgedehnt hat.

3. Bei Allgemeinerkrankungen ist die Kalilaugeprobe zur Entscheidung der Genußtauglichkeit der Milch und des Krankheitsverlaufes von besonderem Wert, da der Milchzuckergehalt mit dem Verlauf der Heilung wieder zunimmt.

4. Die Kalilaugeprobe ist nur zur Beurteilung von Strichgemelken brauchbar. Für den praktischen Tierarzt, dem bei Erkrankungsfällen fast immer vom Besitzer die Frage vorgelegt wird, ob die Milch zum menschlichen Genuß brauchbar ist, ist sie deshalb besonders wertvoll, weil sie sich mit wenigen Mitteln und ohne Laboratoriumseinrichtungen an Ort und Stelle oder in der Wohnung vornehmen läßt.

5. Für die Gewinnung von Vorzugs- oder Säuglingsmilch muß die Durchführung der Kalilaugeprobe bei sämtlichen diese Milch liefernden Kühen gefordert werden, da gerade der Milchzucker für das Gedeihen der Säuglinge von großer Bedeutung ist. Es muß daher der Entwurf einer Milchpolizeiverordnung von *Matschke* und *Mohrmann*[8]) bei der Gewinnung von Vorzugs- und Säuglingsmilch durch die Vorschrift der Durchführung der Kalilaugenprobe unter B III § 21 Abs. 2 bei sämtlichen diese Milch liefernden Kühen ergänzt werden.

Literaturverzeichnis.

[1] *Ernst*, Grundriß der Milchhygiene für Tierärzte. 1913. — [2] *Fleischmann*, Lehrbuch der Milchwirtschaft. 1920. — [3] *Gabathuler*, Zeitschr. f. Fleisch- u. Milchhyg. 1915, S. 97, 113 u. 135. — [4] *Glage*, Berlin. tierärztl. Wochenschr. 1914, S. 204; 1922, S. 350, 364, 494, 505. — [5] *Jensen*, Grundriß der Milchkunde und Milchhygiene. 1903. — [6] *Kirchner*, Milchwirtschaft. — [7] *König*, Nahrungs- und Genußmittel. 1889. — [8] *Matschke* und *Mohrmann*, Zeitschr. f. Fleisch- u. Milchhyg. 1922, S. 169 u. 181. — [9] *Rievel*, Handbuch der Milchkunde. — [10] *Seel*, Zeitschr. f. Untersuch. d. Nahrungs- u. Genußm. 1911, H. 3. — [11] *Schneidemühl*, Die animalischen Nahrungsmittel. 1903. — [12] *Sommerfeld*, Handbuch der Milchkunde. — [13] *Storch*, Chemische Untersuchungen. 1906. — [14] *Zaribnicky*, Arch. f. wiss. u. prakt. Tierheilk. 1914, S. 355.

(Aus dem Anatomischen Institut der tierärztlichen Hochschule Berlin [Direktor: Geh. Reg.-Rat Prof. Dr. *Schmaltz*].)

Gewicht und Maße des Herzens beim englischen Vollblutpferd.
(Mit einem Anhang: Gewicht und Maße der Milz.)

Von

Franz von Brandenstein,
approbiertem Tierarzt, Kgl. Pr. Major a. D. aus Diedenhofen (Lothringen).
[Referent: Geh. Reg.-Rat Prof. Dr. *Schmaltz*.]

Trotzdem allgemein bekannt ist, daß Vollblutpferde im Gegensatz zu den anderen „warm- und kaltblütigen" Pferderassen relativ große Herzen besitzen, rief doch die Tatsache, daß das Herz des kleinen englischen Vollbluthengstes Faust 11,5 Pfund wog, in hippologischen Kreisen allgemeines Staunen hervor. Es ist vielleicht nicht von der Hand zu weisen, daß gerade die erstaunliche Ausbildung des Herzens dieses Pferd zu so außergewöhnlichen Rennleistungen befähigt hatte.

Nach den eingehenden Untersuchungen von *Krüger*[2] steht beim Pferde das Herzgewicht zum Körpergewicht in folgendem Verhältnis: Nimmt man an, daß das normale Körpergewicht zwischen 500 und 660 kg liegt, so beobachtet man innerhalb dieser Gewichtsgrenzen ein relativ gleichbleibendes Herzgewicht. Im Gegensatz dazu erscheint bei geringeren Körpergewichten das Herzgewicht relativ größer, bei höheren Körpergewichten relativ kleiner. Die Unterschiede sind um so auffallender, je weiter sich die betreffende Zahl des Körpergewichts von dem Durchschnittswert (500—660 kg) entfernt.

Diese Ergebnisse *Krügers* ähneln denen von *Müller*[11] am Menschenherzen.

Durch Röntgenuntersuchungen menschlicher Herzen hat *Schiffer* nachgewiesen, daß Schwerarbeiter im Durchschnitt größere Herzen haben als Leichtarbeiter. Ähnliches ist ja auch vom trainierten Sportsmann gegenüber dem Nichtsporttreibenden bekannt. Hieraus geht mit Sicherheit hervor, daß nicht die Körpermasse ausschlaggebend für die relative Herzgröße ist, sondern die Körperfunktion.

Hiermit steht die eingangs erwähnte Erscheinung von der relativen Herzgröße des Vollblüters, der seit langer Zeit auf Rennleistungen gezüchtet ist, durchaus im Einklang.

Gewicht und Maße des Herzens beim englischen Vollblutpferd. 69

Die mir vom Direktor des Anatomischen Instituts der Tierärztlichen Hochschule Berlin, Geheimrat Professor Dr. *Schmaltz*, gestellte Aufgabe bezweckt, durch Wägungen und Messungen an Vollblutherzen Zahlenmaterial niederzulegen, welches einen klaren Überblick der in Frage kommenden Verhältnisse gestattet.

Die Beschaffung des Materials war schwer. Herzen aus den an sich seltenen Todesstürzen sind nicht immer und meist nur auf Umwegen zu erhalten, da die Pferdehalter einem solchen Begehren fast durchweg größtes Mißtrauen entgegensetzen. Infolgedessen gelang es mir nur, 11 Herzen von Vollblutpferden für meine Untersuchungen zu sammeln.

Diese sollten auch eine Ergänzung der *Krüger*schen Arbeit sein, der den von *Schmaltz* gegebenen Richtlinien und Meßmethoden folgte. Die Untersuchungstechnik von *Krüger*, die auch ich anwandte, ist in der betreffenden Arbeit ausführlich behandelt worden; ich brauche sie daher an dieser Stelle nicht zu wiederholen. Im Verlauf meiner Arbeit werde ich *Krügers* Ergebnisse vergleichsweise heranziehen müssen.

Dazu möchte ich folgendes bemerken: *Krüger* hatte ein außerordentlich reiches Material zur Verfügung. Er war in der glücklichen Lage, der Exenteration beiwohnen zu können. Er bestimmte, wie die Herzen herausgenommen werden sollten usw. — Ich mußte auf diese Annehmlichkeiten verzichten. Die Herzen wurden mir ohne Herzbeutel und häufig aufgeschnitten übergeben. Ich kann daher auf viele interessante Einzelheiten von *Krüger* nicht eingehen.

Schließlich hatte ich auch Gelegenheit, die Milz einiger Vollblüter zu messen. Die Ergebnisse werde ich den Betrachtungen über die Herzen anfügen.

Tabelle 1. Herzgewichte und Leistungen.

Nr.	Name	Körpergewicht kg	Ernährungszustand	Alter	Todesart	Herzgewicht ohne Herzbeutel		
						g	Teil	% des Körpergewichts
1.	Mukden . . .	300	gut	1	gestorben	3260	$1/92$	1,09
2.	Lusa	380	i. Train.	3	geschlachtet	3600	$1/106$	0,96
3.	Rauch	380	,, ,,	3	gestorben	4090	$1/95$	1,08
4.	Ucas	370	,, ,,	4	geschlachtet	3640	$1/102$	1,98
5.	Bregortan . .	300	,, ,,	4	,,	2675	$1/112$	0,89
6.	Hofnarr . . .	400	gut, 3 Monate chir. krank	5	gestorben	4130	$1/97$	1,05
7.	Ahnfrau . . .	360	i. Train.	5	,,	3400	$1/100$	0,95
8.	Landvogt . .	350	,, ,,	5	gestürzt	4100	$1/85$	1,15
9.	Capitalist . .	400	,, ,,	5	geschlachtet	4500	$1/89$	1,12
10.	Marmolata . .	430	mäßig chir. krank	6	,,	4450	$1/94$	1,06
11.	p. Keller . . .	390	mäßig inn. krank, Reitpferd	6	gestorben	3900	$1/102$	1,00

Nach *P. Martin*[7]) wiegt das Herz eines mittelgroßen mageren Pferdes durchschnittlich 1% (0,7—1,1%) des Körpergewichts, nach *Bradley* $1/160$, nach *Colin* $1/103$—$1/171$, nach *Schubert* $1/133$—$1/159$, nach *Frey* $1/69$—$1/116$. Das absolute Gewicht schwankt nach *Frey* von 2150—4300 g (durchschnittlich 3220 g), nach *Schubert* 1680—4500 g (durchschnittlich 3450 g), nach *Ellenberger-Baum* bei Anatomiepferden 2120—3440 g. *Krüger* berechnet als Durchschnitt von 49 Herzen 0,71% oder $1/141$ des Körpergewichts für unpräparierte, für präparierte Herzen, also lediglich die Muskelmasse, 0,60% oder $1/167$ des Körpergewichts.

Eigene Ergebnisse: Bei den 11 von mir untersuchten Vollblutpferden ergeben sich Verhältnisse, die von *Krügers* Zahlen wesentlich abweichen. Das Durchschnittsgewicht des unpräparierten Vollblutherzens betrug $1/98 = 1,09\%$ des Körpergewichts. Die 8 Hengste haben relativ schwerere Herzen als die 3 Stuten; das Verhältnis war: $\male\ 1/95 = 1,05\%$; $\female\ 1/105 = 0,95\%$. Ein auffallend geringes Gewicht hat der Vierjährige Bregortan. Dieser in Österreich gezogene und im Jahre 1922 eingeführte Hengst war klein und sehr zierlich; er hatte bis zu seinem Tode Rennleistungen in Deutschland nicht aufzuweisen. Den größten Rennerfolg der von mir angeführten Pferde hatte Marmolata. Er zeigt neben Capitalist das absolut größte Herzgewicht. Auch Landvogt war ein gutes Pferd und ebenso als Halbbruder von Marmolata ein Dolomitsohn. Er hatte das relativ größte Herzgewicht: $1/85 = 1,15\%$ des Körpergewichts. Ein für sein Alter großes Herzgewicht hatte der Jährling Mukden; nämlich $1/92 = 1,09\%$ des Körpergewichts. Wenn man hierbei auch die von *Krüger* festgestellte Tatsache berücksichtigen muß, daß nämlich Tiere, deren Körpergewicht unter dem Durchschnittsgewicht liegt (das trifft ja bei einem Einjährigen immer zu), ein relativ hohes Herzgewicht besitzen, so werden die späteren absoluten Maße doch zeigen, daß Mukden ein für einen Jährling überraschend großes Herz besaß.

Das schwerste Herz unter den Drei- und Vierjährigen hatte der Dreijährige Rauch, dessen Äußeres ganz und gar seinem Vater Fervor entsprach. Er berechtigte zu den größten Hoffnungen, hatte jedoch bis zu seinem Tode noch keine besonderen Rennleistungen aufzuweisen

Tabelle 2. *Die äußeren Herzmaße.*

Nr.	Name	Durchmesser			3:4:5	Herzumfang inner-/unterhalb der Kranzfurche		Umfang der Kammer		9:10	Kammerhöhe Kluppenmaß	Herzhöhe	Kammerhöhe Furchenmaß		Länge d. Längsfurche	
		quer	schräg	sagitt.		innerhalb	unterhalb	l.	r.				l.	r.	l.	r.
1	2	3	4	5	6	7	8	9	10	11	12	13	14	15	16	17
1.	Bregortan	14	19	18	1:1,4:1,3	44,5	54	25	27	1:1	18,5	22,5	22	20	22,5	17
2.	Mukden .	—	—	—	—	52	54	—	—	—	—	21,5	—	—	—	—
3.	Ahnfrau .	13	20	19,5	1:1,5:1,5	54	57	26,5	31,5	1:1,2	18,7	25	24	22	23,5	18
4.	Lusa . . .	20	22	21	1:1,1:1	50	55,5	28,5	30	1:1	19	23	25	23	24	20
5.	p. Keller .	17	22	22	1:1,3:1,3	57	64	29	34,5	1:1,2	20,5	26,6	29	22	27,5	21
6.	Ucas. . .	—	—	—	—	45	60	—	—	—	—	21	—	—	—	—
7.	Landvogt .	—	—	—	—	43	62	32	30	1:0,94	24	28	32	25	27	18
8.	Hofnarr .	14	21,5	22,0	1:1,5:1,5	59,5	61	30,5	32,0	1:1	18	26	—	—	—	—
9.	Rauch . .	15,8	23	22,5	1:1,4:1,4	58	67	30	35	1:0,86	19	27	23	25	22	24
10.	Marmolata	15	22,5	19	1:1,7:1,3	55	58	29	31	1:1	22	25	—	—	—	—
11.	Capitalist.	17	23	20	1:1,4:1,2	56	64	30	32	1:1	22	26	32	26	28	25
Durchschnitt .		15,8	21,6	21	1:1,4:1,3	46	60	29	32	1:1,09	20,35	25	27	23,5	25	20
Krüger		11,7	20	18,2	1:1,8:1,6	48	58	28	30,0	1:1,07	20,25	22	25,02	21,79	24	17
Schubert . . .		13,34	24	20	1:1,79:1,5	56	59	26	30	1:1,17						

(als Zweijähriger lief er gar nicht, als Dreijähriger nur zweimal, wobei er jedesmal Vierter wurde).

Beim Vergleich der Quer-, Schräg- und Sagittaldurchmesser fällt für das Vollblutherz auf, daß es runder ist als das des gewöhnlichen Pferdes. Dieses tritt deutlich durch Vergleich der entsprechenden Verhältniszahlen hervor:

	Durchschnittlicher Durchmesser		
	quer	schräg	sagittal
v. Brandenstein	1	: 1,37	: 1,33
Krüger	1	: 1,85	: 1,65
Schubert	1	: 1,79	: 1,51

Im Verhältnis ist der Querdurchmesser des Vollblutherzens am größten, das Herz also breiter. Dieses und ferner die Tatsache, daß das Vollbutherz auch länger ist, geht aus folgender Zusammenstellung hervor:

	Kr.	Sch.	v. Br.	Kr.	Sch.	v. Br.
Durchschnittlicher Querdurchm.	11,7	: 13,34	: 15,8	1 : 1,14	: 1,35	
„ Schrägdurchm.	20	: 24	: 21,6	1 : 1,2	: 1,08	
„ Sagittaldurchm.	18,2	: 20	: 21	1 : 1,09	: 1,19	

Der Herzumfang in der Kranzfurche gemessen schwankt zwischen 43 und 59,5 cm, derjenige unterhalb der Kranzfurche zwischen 54 und 67 cm. Der Umfang der rechten Kammer ist im allgemeinen größer als der der linken. Bei Nr. 9 und Nr. 5 beträgt der Unterschied 5 cm; nur Nr. 7 weicht von der Regel ab, indem der Umfang der rechten Kammer 2 cm weniger beträgt als der der linken. Durchschnittlich verhalten sich die Maße von links zu rechts wie 1 : 1,09; *Krüger* hat fast dasselbe errechnet, nämlich 1 : 1,07.

Die Kammerhöhe als Senkrechte mit der Kluppe gemessen ergibt einen Unterschied von 18 und 24 cm; der durchschnittliche Wert beträgt 20,35 cm und stimmt fast völlig mit dem entsprechenden Durchschnittswert *Krügers* (20,25 cm) überein.

Tabelle 3. Stärken der Vorhofwandungen.

Nr.	Name	rechts	links	Septum	3 : 4 : 5
1	2	3	4	5	6
1.	Landvogt	0,4—0,9 = 0,6	1,4—0,6 = 1	1,5	1 : 1,54 : 2,46
2.	Rauch	0,4—1,2 = 0,8	0,6—1,4 = 1	1,6	1 : 1,4 : 2
3.	p. Keller	0,4—1,2 = 0,7	0,2—2,0 = 1,1	1	1 : 1,6 : 1,6
4.	Ucas	—	—	1,8	—
5.	Lusa	0,3—1 = 0,6	1 —2 = 1,5	1,5	1 : 2,5 : 2,5
6.	Ahnfrau	0,4—0,5 = 0,5	1,4—0,6 = 1	1,3	1 : 1,82 : 2,37
7.	Bregortan	0,3—0,6 = 0,5	0,4—1 = 0,7	1	1 : 1,4 : 2
Durchschnitt		0,6 cm	1,1 cm	1,4 cm	1 : 2,1 : 2,3
Krüger		0,4 cm	0,7 cm	1,5 cm	1 : 1,6 : 3,6

Die Kammerhöhe in der Längsfurche gemessen beträgt im Durchschnitt links 27, rechts 23,5 cm. *Krüger* kommt bei seinem Material zu kleineren Zahlen 25,02 und 21,79.

Die Herzohren sind bei 5 Pferden von mir gemessen worden. Ihre Längen betrugen links 8,5—13 cm, rechts 8—12,5 cm. Die Breiten betrugen links 6—11 cm, rechts ebenfalls 6—11 cm. Die durchschnittlichen Zahlen sind 11 und 10,7 für Länge, 9 und 8 für Breite. Auffallend ist die Größe der betreffenden Zahlen bei dem Jährling Mukden.

Tabelle 4. *Die Innenmaße der Kammern.*

Nr.	Name	Raumhöhe d. Ventrikels		3 : 4	Weite d. Atrioventrikularöffnungen		6 : 7	Weite der art. Ostien		9 : 10	Herzgewicht
		l.	r.		l.	r.		Aorta	Art. pulm.		
1	2	3	4	5	6	7	8	9	10	11	12
1.	Bregortan	17 cm	15 cm	1,1 : 1	18 cm	16,2 cm	1,1 : 1	14 cm	13 cm	1,1 : 1	2675 g
2.	Mukden	14,9 „	14 „	1,1 : 1	—	—	—	—	—	—	3260 g
3.	Ahnfrau	18,5 „	16 „	1,2 : 1	24 „	22,5 „	1 : 1	16,5 „	15,5 „	1 : 1	3400 g
4.	Lusa	17,5 „	15 „	1,1 : 1	20 „	21,5 „	1 : 1	16 „	15 „	1 : 1	3600 g
5.	p. Keller	21 „	19 „	1 : 1	18 „	23,5 „	1 : 1,3	17 „	16 „	1 : 1	3900 g
6.	Ucas	18,5 „	16 „	1,2 : 1	18,2 „	18,2 „	1 : 1	16 „	15 „	1 : 1	3640 g
7.	Landvogt	—	—	—	27,2 „	24,8 „	1,1 : 1	—	—	—	4100 g
8.	Hofnarr	17 „	16 „	1 : 1	—	—	—	—	—	—	4190 g
9.	Rauch	21 „	21 „	1 : 1	21,5 „	22,6 „	1 : 1	12 „	11 „	1 : 1	4090 g
10.	Marmolata	21. „	17 „	1,2 : 1	19,7 „	22,6 „	1 : 1,2	—	—	—	4450 g
11.	Capitalist	20 „	18 „	1,1 : 1	19 „	23,5 „	—	18 „	17 „	1 : 1	4500 g
Durchschnitt		18,6 cm	16,1 cm	1,1 : 1	20,7 cm	21,7 cm	1 : 1	15,6 cm	14,6 cm	1 : 1	
p. *Krüger* ..		19,5 cm	15,2 cm		19,7 cm	31 cm		13 cm	13,8 cm		
Schubert ..		18 cm	15,5 cm		22,6 cm	26,3 cm		16,1 cm	15,7 cm		
Schley ...		17,6 cm	14,8 cm								

Tabelle 5. *Die Wandstärken der Kammern.*

Nr.	Name	Stärke an der breitest. Stelle des Herzens.			3:4:5	Stärken i. d. halben Höhe des Herzens.			7:8:9	Stärken an der Spitze.			11:12:13
		r.	l.	Sept.		r.	l.	Sept.		r.	l.	Sept.	
1	2	3	4	5	6	7	8	9	10	11	12	13	14
1.	Bregortan	2	4	4	1:2:2	2	4,5	4	1:2,2:2	0,5	0,2	0,6	2,5:1:3
2.	Mukden	1,5	3,5	4	1:2,3:2,7	1,5	4,5	4,5	1:3:3	0,5	0,3	0,3	1,6:1:3
3.	Ahnfrau	1,2	3,5	4,5	1:3:5	1,7	4,5	5	1:2,5:3	0,7	0,2	2	3,5:1:10
4.	Lusa	2,3	4	4	1:1,8:1,8	2,5	4	4	1:1,6:1,6	0,5	0,3	2,0	1,3:1:7
5.	p. Keller	2	4	4	1:2:2	2,5	4,5	5	1:1,4:2	0,5	0,5	1,5	1:1:3
6.	Ucas	2,3	4,5	4	1:1,9:1,7	1,8	4	4,3	1:2,2:2,2	1	0,4	1	2,5:1:2,5
7.	Landvogt	1,2	4	4,5	1:3:4	1,7	6	5	1:3,8:3	0,3	0,2	0,2	1,5:1:1
8.	Hofnarr	2,5	4,5	4,5	1:1,8:1,8	2	6	5	1:3:2,5	0,5	0,2	0,5	2,5:1:2,5
9.	Rauch	2	4	4,5	1:2:2,2	2	5	5,3	1:2,5:2,6	1,2	0,4	0,3	3:1:0,7
10.	Marmolata	2,7	4,5	4,5	1:1,6:1,6	2,2	6	5,5	1:2,3:2,1	1	0,4	0,5	2,5:1:1,20
11.	Capitalist	2,5	4	4	1:1,6:1,6	2	4,5	4,5	1:2,7:2,7	0,7	0,2	0,6	3,3:1:3
Durchschnitt		2 cm	4 cm	4,23 cm		2 cm	5 cm	4,7 cm		0,7 cm	0,3 cm	0,9 cm	
p. *Krüger* ..		1,5 cm	3,2 cm	4,2 cm		1,3 cm	2,7 cm	4 cm		0,4 cm	0,3 cm	2,1 cm	

Tabellen 3, 4 und 5 geben die *Stärken der Vorhofswandungen*, die linearen *Maße des Kammerinnenraumes* und die *Wandstärken der Kammern* an.

Für die Fleischschicht der Herzspitze trifft die Angabe von Schmaltz [1 cm und weniger] auch durchschnittlich beim Vollblüter zu. Am stärksten ist (im Einklang mit Krüger) an der Spitze stets das Septum (bis zu 2 cm; durchschnittl. 0,9 cm). Am dünnsten ist die Spitzenwandung der linken Kammer, die des rechten Ventrikels ist etwas stärker.

Tabelle 6. Das Fassungsvermögen der Vorkammern.

Nr.	Name	l.	r.	3:4	3 + 4	
1	2	3	4	5	6	
1.	Mukden ..	370	380	1:1	750 ccm	Alter 1 Jahr
2.	Hofnarr ..	500	760	1:1,5	1260 ccm	„ 5 „
	p. Krüger ...	650	1365	1:2	2015 ccm	

Das Fassungsvermögen der Vorkammern läßt sich am Herzen selbst nicht genau messen. Einmal geben die eingefallenen Wandungen dem geringen Wasserdruck nicht nach, und zweitens besteht keine Möglichkeit, den Eintritt des Wassers in die Gefäße zu verhindern.

Ich habe daher nur an Gipsausgüssen (Messung durch Wasserverdrängung) die Kapazität der Atria festgestellt und konnte aus technischen Gründen nur zwei Messungen vornehmen, bei dem Jährling Mukden und dem Fünfjährigen Hofnarr.

Krüger kommt, wie aus Tab. 6 ersichtlich, zu gänzlich anderen Resultaten als ich. Im Gegensatz dazu weisen die im anatomischen Institut befindlichen *Krüger*schen Gipsausgüsse *keine* wesentlichen Unterschiede von den meinigen auf! — Ich nehme daher an, daß *Krüger* die Räume der Gefäßstümpfe mitgemessen hat.

Tabelle 7. Das Fassungsvermögen der Ventrikel.

Nr.	Name	l.	r.	3:4	3 + 4
1	2	3	4	5	6
1.	Mukden ..	150	500	1:3,3	650 ccm
2.	Ahnfrau ..	350	900	1:2,5	1250 ccm
3.	p. Keller ..	350	400	1:1,1	750 ccm
4.	Hofnarr ..	435	1160	1:2,7	1595 ccm
5.	Rauch ...	450	1050	1:2,3	1500 ccm
	Durchschnitt ..	347	802		1149 ccm
	p. Krüger	373	678		1051 ccm

Das Fassungsvermögen der beiden Ventrikel zusammen schwankt zwischen 650 und 1595 ccm, was einem Mittel von 1149 ccm entspricht. *Krüger* findet bei seinen Messungen 1051 ccm im Durchschnitt (wenn man den *Jährling* Mukden bei dieser Betrachtung nicht mit berücksichtigt, so würde das durchschnittliche Fassungsvermögen beider Ventrikel zusammen sogar *1274* ccm betragen (errechnet aus vier *erwachsenen Vollblütern*).

Die rechte Herzkammer ist größer als die linke. Bei dem Fuchs von Keller ist das Verhältnis 1 : 1,1, bei dem Einjährigen Mukden 1 : 3,3. Das optimale Durchschnittsverhältnis beträgt ungefähr 1 : 2,5. Diese Verhältniszahlen hängen im wesentlichen davon ab, in welchem Kontraktionszustande sich das Herz im Augenblick des Todes befand und sind daher unbestimmt. Eine anatomisch wichtige Zahl ist lediglich die Gesamtinhaltsziffer.

Mit dem größten Inhalt stehen Hofnarr mit 1595 ccm und Rauch mit 1500 ccm an erster Stelle. Selbst der Jährling Mukden, der noch keine Arbeit verrichtet hatte, besaß ein Gesamtfassungsvermögen von 650 ccm.

Gesamtbetrachtung.

Aus den hier eingefügten und den im Druck fortgelassenen Tabellen geht hervor, daß zwischen den Herzen englischer Vollblüter und denen gewöhnlicher Pferde Unterschiede bestehen. Sie betreffen die Masse (also das Gewicht), sowie die Raum- und sämtlichen metrischen Maße; sie treten besonders häufig gegenüber den *Krüger*schen Zahlen hervor, der seine Messungen im wesentlichen an den Herzen von Schrittpferden machte. Mit diesen Zahlen verglichen, zeigt sich, daß das Herz des Vollblüters schwerer und daß das durchschnittliche Gesamtblutfassungsvermögen größer ist. Auch sieht man, daß fast sämtliche Maße — sowohl die Höhen- und Breitenmaße wie auch die Maße der Wandstärken — die von *Krüger* angegebenen Zahlen übertreffen. Hieraus ergibt sich die Überlegenheit der Herzmuskelmasse sowohl quantitativ wie qualitativ. Damit steht auch im Einklang, daß das Vollblutherz nicht so spitz, sondern mehr gewölbt ist und von der bekannten Kegelgestalt mehr nach der Kugel hin abweicht (vgl. später die Form des menschlichen Sportherzens).

Die Frage liegt nahe, ob die absolute und relative Größe des Herzens eine Rasseneigentümlichkeit des Vollblüters ist, oder ob sie erst durch rennmäßiges Training gebildet wird. Darüber gibt das Herz des Jährlings Mukden klaren Aufschluß: nämlich daß das Vollblutherz bereits von vornherein größer angelegt ist. Mukden hatte für seine Jugend ein auffallend großes Herz.

Im Gegensatz zu *Krügers* Resultaten nähern sich meine Zahlen in vielen Punkten den Angaben von *Schmaltz* und anderer Autoren. Da mir bekannt ist, daß *Schmaltz* bei seiner Vorliebe für das edle Pferd seine Messungen gern an diesem Material vornimmt (wodurch sich auch die Annäherung an die Vollblutzahlen erklärt), so möchte ich annehmen, daß auch die anderen in Frage kommenden Autoren warmblütiges Material in mehr oder weniger großem Umfange benutzt haben.

Hierdurch würde sich die mitunter auffallende Höhe ihrer Angaben im Gegensatz zu *Krüger* und in Annäherung an meine Zahlen einwandfrei erklären lassen.

Da für die gesamte Masse (und damit auch für sämtliche Maßangaben) das Herzgewicht der offensichtlich klarste Ausdruck ist, so habe ich in Tabelle 8 aus der Literatur Herzgewichte verschiedener Tierarten im Verhältnis zu dem Körpergewicht zusammengestellt. Wir sehen den großen Unterschied des englischen Vollblutpferdes mit $1/96$ zu dem des Rindes $1/278$, Schweines $1/220$ oder Kaltblutpferdes $1/167$. Der Vollblüter steht in nächster Nachbarschaft des Rehs und der Gemse.

Tabelle 8. *Relative Herzgewichte im Vergleich zu den Körpergewichten. Herz = 1.*

Nr.	Tierart	Teil	%
1.	Mittelgr. Rind	$1/278$	0,36
2.	Schwein	$1/220$	0,45
3.	Pferd, Kaltblut	$1/167$	0,6
4.	Schaf	$1/166$	0,6
5.	Mensch ♀	$1/149$	0,63
6.	„ ♂	$1/148$	0,63
7.	Rebhuhn	$1/109$	0,91
8.	Deutscher Schäferhund	$1/104$	1,01
9.	Terrier	$1/102$	1,04
10.	Teckel	$1/101$	1,02
11.	Reh	$1/100$	1
12.	Gemse	$1/100$	1
13.	*Englisches Vollblutpferd*	$1/96$	1,04
14.	Rehpinscher	$1/86$	1,25
15.	Dobermann	$1/84$	1,19
16.	Fledermaus	$1/83$	1,21
17.	Uferschwalbe	$1/63$	1,58
18.	Sperling	$1/62$	1,62
19.	Alpenstrandläufer	$1/53$	1,90
20.	Singdrossel	$1/40$	2,50

Wenn wir also von vornherein einen grundlegenden Einfluß des Trainings auf das Vollblutherz ausschließen können, so wird andererseits damit doch wohl eine auffallende Tatsache in Verbindung gebracht werden müssen; das ist der auffallende Fettmangel am Herzen des Rennpferdes.

Daß die Anlage einer geeigneten Herzform für die Rennleistungen zweifellos in Betracht kommt, zeigt sich beim Vergleich mit dem menschlichen Sportherzen. *Brustmann* kommt bei seiner Zusammenstellung der Röntgenaufnahmen von Herzen berühmter Schnelläufer zu dem Ergebnis, daß Kurzstreckenläufer über ein nur schmales Herz verfügen, welches aber in der Minute 250—275 mal schlagen kann. Das Herz von *Lighbody*, Weltmeister über die 800—1500-m-Strecke, ist schon wesentlich breiter als das von *Walker*, während das Herz des zur Zeit bekanntesten Langstreckenläufers *Kolehmainen* eine sehr große Breite im Verhältnis zur Länge aufweist. *Brustmann* stellt dabei fest, daß das Langläuferherz nur 150 Pulse in der Minute erreicht, dafür aber den Blutdruck erheblich steigern muß, um die infolge der Ermüdung eintretenden Durchströmungshindernisse zu überwinden.

Es würde ein außerordentlich großes Material nötig sein, um die Herzformen von Vollblütern mit Rücksicht auf ihre Rennleistungen gegeneinander abzuwägen. Da die Gewinnung von Vollblutmaterial lediglich dem Zufall unterliegt, so wäre die Lösung einer solchen Aufgabe von vornherein aussichtslos. Dazu kommt, daß Vollblutpferde nicht, wie der Mensch, über so kurze Strecken wie 100 m geprüft werden können; es käme dabei zu sehr auf das geschickte Starten des Reiters an.

Wir können aber das rundliche Vollblutherz (gleich menschliches Langläuferherz) in Gegensatz stellen zu dem kegelförmigen Herzen (gleich menschliches Schnelläuferherz) gewöhnlicher Pferde. Auch diese können für ganz kurze Strecken eine erhebliche Schnelligkeit entwickeln, wovon man sich nicht selten bei durchgehenden Pferden überzeugen kann. Sie können aber die entwickelte Geschwindigkeit nicht lange durchhalten, stehen bald wieder erschöpft still oder brechen zusammen. Ganz im Gegensatz dazu steht die Ausdauer des Vollbluts. *Diese und die damit zusammenhängende Rundform des Herzens ist als Rasseneigentümlichkeit und nicht als Trainingsergebnis zu betrachten!* Mit dem vorstehenden kann in Zusammenhang gebracht werden die Tatsache, daß der Weinberger *Faust* mit seinem nach *Koedix*[15]) ausgeprägt rundem und massivem Herzen ein besonderes Stehvermögen über lange Strecken besaß. Einen ähnlichen Befund weist das Herz des Dreijährigen Rauch auf (siehe die früheren Tabellen). Er war zwar im Rennen noch nicht genügend erprobt worden, war aber seinem Vater Fervor, der die längsten Rennen, wie eine Maschine laufend, bestand, sehr ähnlich. Auch Rauch war klein und hatte ganz das Exterieur eines ausdauernden Pferdes. Wegen seines ruhigen Pulses war er dem behandelnden Tierarzt in Hoppegarten aufgefallen. Das Herz schlug nur 28 mal in der Minute, für einen dreijährigen Hengst eine sehr niedrige Zahl.

Anhang: Messungen an 7 Milzen von Vollblutpferden (hierzu Tabelle 9).

Die Milz steht mit dem Blutkreislauf im engsten Zusammenhang. Sie hat beim gewöhnlichen Pferde die Gestalt einer Sense. Beim Vollblüter ist sie so breit, daß sie mehr als Dreieck bezeichnet werden muß.

Schmaltz setzt die Normalmaße mit 40—50 cm Länge, 18—24 cm Breite und 2—3 cm Dicke fest. Diese Zahlen werden von den edlen Pferden ganz bedeutend übertroffen. Die geringste von mir gefundene Länge beträgt 57 cm, die höchste 65, im Durchschnitt 60 cm. Auch in der Breite weichen die Milzen der Vollblüter wesentlich von denen der übrigen Pferde ab. Die Zahlen schwanken von 21—38, durchschnittlich 30 cm. Die Gewichte liegen nach *Schmaltz* zwischen 0,5 und 1,5 kg. In diesen Grenzen hielt sich nur die Milz des Jährlings Mukden. Seine Milz wog 1,45 kg. Die übrigen 6 Pferde hatten schwerere Milzen. Hofnarr steht mit 2,52 kg weit außerhalb der angenommenen Grenzen. An pathologische Veränderungen ist bei den 7 Vollblütern nicht zu denken. Sie sind im Vollbesitz ihrer Kräfte vom Tode ereilt worden.

Nach den bei *Schmaltz* angegebenen Zahlen wäre das Verhältnis vom Milzgewicht zum Herzgewicht 1 : 4,25. Die Milz wäre also im Verhältnis zum Herzen recht klein. Stellt man diese Verhältniszahlen den von mir gefundenen gegenüber,

Tabelle 9. *Die Maße der Milzen.*

Nr.	Name	Gewicht kg	Länge cm	Breite cm	Dicke cm	Herzgewicht kg	Milz:Herz
1.	Marmolata . .	2,040	58	27	3—6	4,450	1:2,18
2.	Hofnarr . . .	2,520	65	31	3—6,5	4,130	1:1,64
3.	p. Keller . . .	2,500	62	33	3—5	3,900	1:1,56
4.	Ucas	2,300	57	38	3—6	3,640	1:1,58
5.	Lusa	1,750	60	21	3—4	3,600	1:2,06
6.	Mukden . . .	1,450	57	28	2,5—5	3,260	1:2,25
7.	Bregortan . .	1,600	62	35	2—3	2,675	1:1,67
Durchschnitt . . .		2,023	60	30	2—6	3,667	1:1,81
Schmaltz		1,000	45	21	2—3	3,5—5	1:4,25

so zeigt sich, daß die Vollblüter über eine wesentlich größere Milz verfügen (1 : 1,81). Die große Milz ist ein auffallender Rassenunterschied des englischen Vollbluts; hierin zeigt sich, ebenso wie betreffs des Herzens, das englische Vollblutpferd allen anderen Pferden überlegen.

Literaturverzeichnis.

[1]) *Schmaltz*, Anatomie des Pferdes. Berlin 1919. — [2]) *Krüger*, Ein Beitrag zur Anatomie des Pferdeherzens mit besonderer Berücksichtigung von Herzmaßen und -gewichten. Dissert. Berlin 1923. — [3]) *Friedberger* und *Fröhner*, Klinische Untersuchungsmethoden für Tierärzte. Stuttgart 1912. — [4]) *Dieckerhoff*, Spezielle Pathologie 1886. — [5]) *Noack*, Sächsische Jahresberichte. — [6]) *Ellinger*, Arch. f. Tierheilk. 1895. — [7]) *Martin*, Anatomie des Pferdes. — [8]) *Ellenberger-Baum*, Vergleichende Anatomie der Haustiere 1914. — [9]) *Krippendorf*, Die Größenverhältnisse des Herzens bei verschiedenen Hunderassen. Dissert. Berlin. — [10]) *Brustmann*, Der Marathonlauf. Berl. Illustr. Zeitung 1922. — [11]) *W. Müller*, Die Massenverhältnisse des menschlichen Herzens. Leipzig-Hamburg 1885. — [12]) *Bradley*, zitiert nach Ellenberger-Baum. — [13]) *Colin*, zitiert nach Ellenberger-Baum. — [14]) *Frey*, Messungen zur Bestimmung der normalen Form des Pferdeherzens. Schweiz. Arch. f. Tierheilk. **25**. 1883. — [15]) *Koedix*, Tierarzt des Unionklubs, mündliche Angaben.

Beitrag zum Blutbild des gesunden Pferdes, insbesondere des Vollblutpferdes.

Von

Johann Eugen Hauber,

Oberstabs- und Regimentsveterinär im 14. Reiterregiment Ludwigslust.

[Referent: Geh. Reg.-Rat Prof. Dr. *Schmaltz*.]

Es soll untersucht werden, ob wesentliche Unterschiede bestehen in der Zusammensetzung des Blutes in bezug auf

1. die Zahl der roten,
2. die Zahl der farblosen,
3. die verschiedenen Arten der weißen Blutkörperchen, und zwar:

a) beim ruhenden Pferde,
b) beim arbeitenden bzw. galoppierenden Pferde.

Beim Studium der überaus reichen Literatur über Blut- und Blutkörperchenzählung des Pferdes fällt es auf, daß verhältnismäßig wenig Zählungen von einer größeren Anzahl von Vollblütern sich aufgezeichnet finden. In der mir zu Gebote stehenden Literatur aus der Landesbibliothek Stuttgart, Landesuntersuchungsamt Stuttgart, ehem. Tierärztlichen Hochschule Stuttgart und verschiedenen militärischen Pferdearzneistuben ist von Blutkörperchenzählungen vom Vollblut nur dreimal die Rede. Die Zahl der angegebenen Vollblüter betrug 2, 6 und 8. Nach den Angaben handelt es sich um gesunde Vollblüter. Nähere Angaben über Alter, ob in Ruhe oder Arbeit (Training), fehlen.

Vom Landesuntersuchungsamt Stuttgart wurde mir die Aufgabe gestellt, bei einer größeren Anzahl einwandfreier Vollblutpferde Blutkörperchenzählungen vorzunehmen.

Zu diesem Zwecke standen mir 16 Vollblutstuten und 9 Jährlinge des Herrn Züchters *Haniel*, die im Privatgestüt *Weil* bei Stuttgart untergebracht waren, 21 Vollblutstuten des Privatgestütes des ehem. Königs von Württemberg und 6 Vollblutpferde aus Privathänden zur Verfügung, insgesamt also 52 Vollblutpferde.

Ich schicke voraus, daß es sich hier um Vollblutpferde reinster Blutströme handelt, deren Ursprung mehr oder weniger stark auf Eklipse zurückführt, und daß keines dieser Vollblutpferde in seinen Adern jemals Halbblut geführt hat. Der größte Teil dieser Vollblutstuten ist in den letzten Jahrzehnten und bis in die letzte Zeit auf deutschen Rennbahnen mehr oder weniger erfolgreich gewesen. Diese Stuten zählen zu ihrer Nachkommenschaft Derbysieger, Hindernispferde und Steher bester Klasse.

Bezüglich des Alters und der körperlichen Konstitution wäre noch zu bemerken, daß das Alter dieser Pferde sich von 4—25 Jahre erstreckt, daß sie vollständig gesund und in gutem Nährzustand sich befanden.

Sämtliche 16 bzw. 21 Stuten waren gedeckt und etwa 5—7 Monate trächtig und befanden sich auf der Weide.

Die 9 Vollblutfohlen waren gesund und in gutem Futterzustand.

Die Untersuchungen zu Versuch 1 und 2 wurden im Landesuntersuchungsamt Stuttgart ausgeführt; die Untersuchungen zu Versuch 3 und 4 (s. die Tabelle) mußten wegen meiner Versetzung von Ludwigsburg nach Ludwigslust im Dezember 1922 in der Pferdearzneistube des 14. Reiterregiments ausgeführt werden. Dem Herrn Geheimrat Prof. Dr. *v. Ostertag* und Herrn Dr. *Glamser* sei für Überlassung des Materials und für ihre gütige Unterstützung, dem Herrn Oberlandstallmeister *v. Lippa* und dem Herrn Gestütstierarzt Dr. *Huber* für ihr liebenswürdiges Entgegenkommen und Mühe an dieser Stelle verbindlichster Dank gesagt.

Um im Gegensatz zum Blutbild des Vollblüters das Blutbild des Kaltblüters näher zu untersuchen, wurden 12 ausgesprochene schwere Kaltblutpferde belgischer und dänischer Abstammung vor und nach mehrtägiger anstrengender Arbeit einer Blutuntersuchung unterzogen. Das Gewicht dieser Pferde betrug durchschnittlich 10—12 Zentner. Der Gesundheits- und Futterzustand war gut bis recht gut. Das Alter lag zwischen 9 und 14 Jahren. Die Arbeit bestand in täglich mehrstündiger Schrittarbeit bei schwerer Zugleistung. Die Fütterung bestand aus Hafer, Mais und Rauhfutter. Diese Pferde stammen aus Artillerie- und Kavallerietruppenteilen (Wirtschaftspferde).

Um das Blutbild des gesunden bei hoher Anforderung arbeitenden — galoppierenden — Vollblutes im Gegensatz zu dem Blutbild des ruhenden — trächtigen und auf der Weide befindlichen — Vollblutes näher zu untersuchen, nahm ich Blutkörperchenzählungen von sechs Vollblutpferden vor, die nach längerer Ruhepause 4 Wochen lang wöchentlich zweimal längere Hindernisjagden bis zu 7000 m ansteigend im Jagd- und schließlich im Renntempo zurücklegten. Bei meinem eigenen Pferde — Vollblut — steigerte ich die Galopps zuletzt bis auf 14 000 m.

Methodik der Blutkörperchenzählung.

Zur Zählung wurde der Thoma-Zeisssche Blutkörperchenzählapparat verwendet, dessen Einrichtung als allgemein bekannt vorausgesetzt wird.

Das Blut wurde in sämtlichen Fällen der Vena jugularis entnommen und in einem Natriumcitrat enthaltenden Blutgläschen aufgefangen. Aus dem gut durchgeschüttelten Citratblut wurde mit Hilfe des Schüttelmischers das Blut bis zur Marke 1, hierauf die Ampulle mit Hayemscher Lösung bis zur Marke 1,1 vollgesogen, sodann in der üblichen Weise durchgeschüttelt, um eine möglichst homogene Mischung zu erhalten. Hierauf wurden die ersten Bluttropfen ausgeblasen und der nächstfolgende Tropfen auf den Objektträger mit der Zählkammer gebracht, darauf wurde das zugehörige Deckgläschen gelegt und dann unter das Mikroskop gebracht.

Dazu wird bemerkt, daß peinlichste Sauberkeit, Trockenheit und Fettfreiheit des ganzen Zählapparates Grundbedingungen für ein gutes Blutbild sind.

Alsbald nach dem Auflegen des Deckgläschens zeigen sich die sog. Newtonschen Ringe, das Kriterium für ein gelungenes Präparat.

Die Präparate wurden bei gutem Tageslicht mit kleiner Vergrößerung, starker Abblendung, bei ausgezogenem Tubus bis 16 auf dem verschiebbaren Objekttisch untersucht.

Derselbe erleichtert das Zählen der Blutzellen ganz bedeutend, und eine genaue Zählung, insbesondere bei hoher Blutkörperchenzahl, ist ohne denselben kaum möglich.

Bei zweifelhaften Resultaten oder bei sonstigen Unstimmigkeiten wurde stets ein neues Präparat angefertigt.

Das Präparat selbst wurde auf gleichmäßige Verteilung der Blutkörperchen in den einzelnen Quadraten durchgesichtet und mit der Zählung begonnen, nachdem die suspendierten Blutkörperchen sich auf den Boden der Kammer gesetzt hatten. Gezählt wurden mindestens 80 Quadrate.

Die Anfertigung des Leukocytenpräparates geschah in analoger Weise mit dem Mischer für weiße Blutkörperchen. Als Verdünnungs- und Färbeflüssigkeit wurde folgende Mischung verwendet: Acid. acetic. Glac. 1,0, Aqu. dest. 100,0, 1 proz. wäßrige Gentianaviolettlösung 1,0. Diese Mischung ist ganz vorzüglich und läßt die Leukocyten in schönem Blau hervortreten. Durchgezählt wurden stets sämtliche Zählquadrate. Gleichzeitig wurden von den Blutproben Trockenpräparate — Ausstrichpräparate — hergestellt. Ein tadellos gereinigter und fettfreier Objektträger, ein möglichst dünner und gleichmäßiger Blutausstrich, ohne jeden Druck ausgeführt, geben die Gewähr für ein gutes Präparat. Die sog. Geldrollenbildung muß auf alle Fälle verhindert werden, da solche Präparate leicht falsche Zählresultate ergeben. Nachdem das Präparat lufttrocken geworden, wurde es mit Methylalkohol 3 Minuten lang fixiert und mit Giemsa-Farblösung nach *Romanowsky* — 10 Tropfen auf 10 cbcm Aqu. dest. — übergossen. Diese Flüssigkeit läßt man 30 Minuten einwirken; hierauf wird mit Aqu. dest. abgespült, getrocknet und die Untersuchung unter dem Mikroskop kann beginnen.

Die Untersuchung fand unter starker Vergrößerung mit Ölimmersion statt. Das ganze Präparat wurde schematisch nach allen Richtungen durchgezählt. Der verschiebbare Objekttisch ist hierbei unentbehrlich und erleichtert das Zählen und Notieren der einzelnen Blutzellen ganz wesentlich. Zählungen ohne verschiebbaren Objekttisch sind sehr zeitraubend, mühsam und geben meist ein falsches Zählresultat.

Literaturauszug.

Die ersten Blutkörperchenzählungen bei physiologischen und pathologischen Zuständen des menschlichen Blutes stammen von *Donders* und *Moleschott*[1]) im Jahre 1847 und von *Vierordt*[2]) und *Welker*[3]) im Jahre 1852, die auf mühsame Weise und mit sehr komplizierten Apparaten die Zahl der Erythrocyten mit ziemlicher Genauigkeit feststellten und die Zahl der Erythrocyten auf 5 Millionen, die der Leukocyten auf 13—15 000 in 1 cbmm berechneten.

Später wurden eingehende Untersuchungen in der Humanmedizin von *Malassez*[4]), *Hayem*[5]) und *Thoma*[6]) angestellt und die Zahl der

Erythrocyten beim Manne auf 5 Millionen, beim Weibe auf 4,5 Millionen, die der Leukocyten auf 7—8000 in 1 cbmm festgestellt.

Malassez[4]) nahm dann auch, und zwar als erster, Zählungen bei verschiedenen Tieren vor und stellte 6,3 Millionen Blutkörperchen fest, ohne jedoch nähere Angaben über Geschlecht, Alter, Rasse und Konstitution und über die Art der Zellen zu machen.

Hayem[5]) gibt beim Pferde 7,5 Millionen rote und 9500 farblose Blutkörperchen in 1 cbmm an.

Sußdorf[9]) stellt beim Pferde 6,5—8,0 Millionen rote Blutkörperchen mit dem Durchschnitt von 6,55 Millionen bei der Stute und 7,78 Millionen beim Wallach fest; nähere Angaben über Ruhe oder Arbeit fehlen.

Fröhner[10]) stellt 8 Millionen rote und 8500 weiße Blutkörperchen beim gesunden Pferde fest.

Später untersuchten Pferdeblut *Tröster*[8]) und *Reineke*[7]); Angaben über Ruhe oder Arbeit fehlen.

Nach *Prus*[11]) beträgt bei gesunden Pferden die Zahl der roten 7,0 Millionen, die der weißen 15 000 in 1 cbmm.

Höhere Werte stellte bei 3 Pferden *v. Limbeck*[12]) fest, und zwar: 12,02, 10,24 und 9,97 Millionen rote Blutkörperchen.

Nicolas und *Courmont*[13]) berechneten die Zahl der Leukocyten durchschnittlich auf 7000 mit einem Minimum von 4000 und Maximum von 10 000.

Genaue Zählungen unter Angabe von Geschlecht, Alter, Nährzustand und Tragezeit wurden von *Fischer*[14]), *Storch*[15]), *Wiendieck*[16]), *Schütze*[17]), *Jakimoff* und *Kohl*[18]), *König*[19]), *Bidault*[20]) und *Wielke*[21]) vorgenommen.

Bidault und *Storch* haben u. a. auch Blutkörperchenzählungen von Fohlenblut vorgenommen und fanden: 9,396 Millionen rote und 14 034 weiße Blutkörperchen. Nähere Angaben fehlen.

In neuester Zeit sind Arbeiten erschienen von *Birr*[29]), *Böllert*[30]), *Meyer*[31]), *Lochtkemper*[32]), *Warnatsch*[33]), *Walther*[34]) und *Waldhausen*[35]).

In der Hauptsache handelt es sich bei den letzten Arbeiten darum, an Hand des gesunden Blutbildes beim Pferde das pathologische oder künstlich pathologisch gemachte Bultbild zu studieren.

Zu bemerken wäre hier noch, daß *Meyer*[31]) das Blut von Grubenpferden und Tagespferden untersuchte und feststellte, daß Grubenpferde eine erhöhte Zahl von Erythrocyten — 7,53 Millionen — und eine verminderte von Leukocyten — 6020 — aufweisen. Ein ganz bestimmtes Verhältnis konnte er jedoch nicht feststellen.

Jakimoff und *Kohl*[18]) untersuchten 8 englische Vollblutpferde und stellten hohe Zahlen von roten und weißen Blutkörperchen fest. In der Zahl der farblosen Zellen bestehe keine Rassendifferenz. Polynucleäre Zellen finden sie auffallend häufig. Angabe über Ruhe oder Arbeit fehlt.

Müller[25]) findet bei Zunahme der Arbeit höhere Werte und ein schnelles Fallen bei Eintritt der Ruhe. Welcher Art und wie hoch die Arbeitsleistungen waren, ist nicht angegeben.

Döppert[26]) stellt bei gesunden Tieren große Schwankungen fest. Ein bestimmtes Verhältnis zwischen roten Blutkörperchen und Hämoglobin kann er nicht feststellen.

Nach dessen Ansicht haben Typ, Rasse, Alter, Geschlecht und Ernährung Einfluß auf die Blutwerte.

Nach der Ansicht von *Lange*[27]) hat die Domestikation der Haussäugetiere eine Verkleinerung der Oberfläche der roten Blutkörperchen zur Folge. Beschränkungen in der Bewegungsfreiheit mit herabgesetztem Stoffwechsel bedinge eine kleinere Blutkörperchenzahl und Hämoglobingehalt.

Bonard[26]) teilt die Ansicht, daß Alter, Geschlecht, Rasse, Temperament und Arbeit von Einfluß auf die Zahl der Blutzellen sind. Warmblut neige zu hoher, Kaltblut zu niedriger Zahl. In der Zahl der farblosen Zellen sind kaum Unterschiede zwischen Warm- und Kaltblut. Nähere Angaben fehlen.

Montandon[28]) stellt das Gesamtvolumen von Erythrocyten und Leukocyten von 7 Vollblutpferden fest und fand einen hohen Prozentsatz. Blutkörperchenzählungen von diesen Vollblütern fehlen leider.

Schütze[17]) findet bei gesunden Pferden erhebliche Schwankungen. Nach seiner Ansicht vermehrt die Bewegung die roten und vermindert die weißen Zellen. Guter Stoffwechsel bei entsprechender Bewegung erhöhe den Zellengehalt des Blutes. Nach seiner Ansicht haben Alter, Geschlecht, Fütterung, Ruhe und Arbeit einen gewissen Einfluß auf die Blutwerte, insbesondere auf die Leukocytenarten. Wie groß die Steigerung der Arbeitsleistung der von ihm untersuchten Pferde war, ist nicht angegeben. Es ist nur vom Bewegen die Rede.

Wiendieck[16]) untersuchte eine größere Anzahl — 20 — Pferde, darunter zwei englische Vollblüter, und findet bei dem sehr gut genährten Vollbluthengste 10,28 Millionen rote und 9900 weiße Blutkörperchen; bei einer mäßig genährten Vollblutstute 5,94 Millionen rote und 7588 weiße Blutkörperchen.

Die Zahlen der roten und weißen Blutkörperchen der von ihm untersuchten schweren Pferde stimmen mit denen anderer Forscher überein.

Storch[15]) untersuchte eine größere Anzahl von Haussäugetieren und stellte als Mittelwerte fest: Beim Hengst 8,205 Millionen rote, 10 478 weiße Blutkörperchen; bei der Stute 7,119 Millionen rote, 9883 weiße Blutkörperchen, beim Wallach 7,595 Millionen rote, 11 020 weiße Blutkörperchen.

Bidault[20]) und *Storch*[15]) stellten beim Fohlen fest: 9,396 Millionen rote, 14 034 weiße Blutkörperchen. Sämtliche Tiere waren gesund und gut genährt. Nähere Angaben über Ruhe oder Arbeit fehlen.

Böllert[30]) stellte vergleichende Betrachtungen über Zahl und Masse von Leukocyten und Erythrocyten beim Pferde und Esel sowie deren Bastarde an und fand: 7,576 Millionen rote und 5800 weiße Blutkörperchen beim Pferde.

Die Zahl der eosinophilen Leukocyten beim Pferde gibt er auf 5,2 % an.

Wolff[22]) findet im Pferdeblut die acidophilen Zellen häufig als große Platten mit den größten Granula, die bisher gesehen wurden, und zwar von 0,5—2 %.

Zietzschmann[23]) widmet den acidophilen Zellen eine eingehende Arbeit und bemerkt hinsichtlich der Zahl, daß dieselbe gering, jedoch ziemlich schwankend ist.

Warnatsch[33]) findet bei seinen Versuchen die eosinophilen Zellen von 0,25 bis zu 12,0 % vor. Diese Steigerung wurde durch subcutane Injektion von frischem, gesundem Blut hervorgerufen.

Birr[29]) stellte von seinen Versuchen mit Chloralhydrat beim gesunden Blutbild folgende Werte fest: Maximum der roten Blutkörper-

Versuch 1.

Lfd. Nr.	Alter Jahre	Erythrocyten in 1 cbmm in Millionen	Leukocyten						
			Gesamtzahl	Neutrophile	Eosinophile	Basophile	Lymphocyten	Große Mononucleäre	Übergangsformen
1	5	11,025	10 000	62	1,5	1,0	32	1,5	2,0
2	4	10,080	8 500	60	1,5	1,2	34	2,0	1,3
3	8	8,820	8 000	50	1,2	1,3	44	2,0	1,5
4	7	10,925	9 100	51	1,5	0,9	44	1,6	1,0
5	9	9,555	8 700	53	1,2	0,7	43	1,0	1,1
6	10	10,975	10 000	51	1,3	1,2	43	2,0	1,5
7	8	9,765	8 700	52	1,4	1,1	42	2,0	1,5
8	19	7,875	6 700	50	1,2	0,9	45	1,6	1,3
9	12	9,555	8 000	52	1,2	0,9	43	1,7	1,2
10	4	9,925	7 000	50	1,7	1,4	44	2,0	0,9
11	16	9,505	8 000	51	1,5	1,0	44	1,5	1,5
12	4	9,925	9 100	51	1,8	0,8	43	1,3	2,1
13	10	9,240	10 000	50	1,5	1,0	44	1,7	1,8
14	15	9,610	8 100	51	1,2	1,4	44	1,0	1,4
15	10	9,925	10 000	50	1,4	1,1	44	2,0	1,5
16	9	9,967	9 600	49	1,7	1,5	44	2,2	1,6
17	17	8,200	7 800	51	1,3	1,6	43	2,0	1,1
18	25	8,505	8 800	50	1,3	0,9	44	1,7	2,1
19	17	7,896	8 200	48	1,4	1,2	46	1,6	1,8
20	7	10,080	10 400	62	2,5	0,9	32	1,1	1,5
21	8	9,975	10 500	50	2,0	0,8	45	1,1	1,1
22	8	10,605	11 000	58	1,3	1,2	37	1,5	1,0
23	8	10,080	11 000	53	1,6	1,0	42	1,3	1,1
24	10	10 710	11 000	58	1,8	1,4	36	1,3	1,5
25	6	10,290	10 000	56	1,5	0,5	40	1,0	1,0

chen: 9 301 333, Minimum: 5 488 666, im Mittel: 7 387 999; Maximum der weißen Blutkörperchen: 13 200, Minimum: 7200, im Mittel: 9570.

Im Versuch 1 sind von 21 Vollblutstuten reinster Blutströme aus dem Privatgestüt *Weil*, Stuttgart, und 4 Vollblutstuten im Privatbesitz die einzelnen Blutwerte zusammengestellt. Sämtliche Stuten waren zur Zeit der Blutentnahme 4—6 Monate trächtig und auf der Weide, gesund und in gutem Nährzustand. Die Stuten Nr. 22—25 — im Privatbesitz — waren nicht trächtig.

Im Versuch 2 sind von 16 Vollblutproben reinster Blutströme die einzelnen Blutwerte zusammengestellt — Gestüt *Haniel*. Sämtliche Stuten waren 5—7 Monate trächtig und befanden sich bei völliger Gesundheit in sehr gutem Nährzustand. Zur Zeit der Blutentnahme bestand Weidegang.

Versuch 2.

Lfd. Nr.	Alter Jahre	Erythrocyten in 1 cbmm in Millionen	Leukocyten							Bemerkungen
			Gesamtzahl	Neutrophile	Eosinophile	Basophile	Lymphocyten	Große Mononucleäre	Übergangsformen	
1	4	11,650	9 800	54	2,7	1,5	38	2,3	1,5	
2	5	11,565	9 500	54	2,5	1,0	39	2,2	1,3	
3	10	10,280	8 400	55	2,0	1,0	40	1,5	0,5	
4	9	10,790	9 000	57	2,5	0,9	38	1,0	0,6	
5	7	11,520	8 500	60	2,0	1,0	35	1,0	1,0	
6	22	10,250	9 000	51	2,0	1,5	42	2,0	1,5	
7	7	11,250	9 400	52	2,7	1,6	40	1,7	2,0	
8	6	10,810	9 500	52	2,8	1,5	40	1,9	1,8	Stuten
9	9	12,000	9 500	56	2,0	1,8	37	2,0	1,2	
10	6	11,865	11 200	46	2,4	1,4	47	2,0	1,2	
11	4	12,000	12 500	46	3,2	1,5	45	2,5	1,8	
12	18	10,350	15 000	49	1,5	1,1	46	1,2	1,2	
13	21	10,325	12 600	59	2,5	1,2	34	2,0	1,3	
14	23	8,580	10 000	50	1,5	1,0	45	1,5	1,0	
15	8	12,700	13 500	58	2,5	1,5	35	2,0	1,0	
16	11	12,500	9 500	55	2,0	1,0	38	0,2	2,0	Hengst

Im Versuch 3 sind von 9 Vollblutfohlen — Jährlinge — aus dem Gestüt *Haniel* die Blutwerte zusammengestellt. Sämtliche Fohlen waren auf der Weide und befanden sich gesund und in gutem Nährzustand.

Im Versuch 4 folgen die einzelnen Blutwerte von 12 ausgesprochenen Kaltblutpferden (Stuten) schweren Schlages vor und nach anstrengender Arbeit. Sämtliche Pferde befanden sich bei völliger Gesundheit und gutem Nährzustand täglich mehrere Stunden in anstrengender Zugarbeit. Das Durchschnittsgewicht dieser Pferde betrug 9 bis 11 Zentner. Das Durchschnittsalter betrug 10 Jahre.

Beitrag zum Blutbild des gesunden Pferdes, insbesondere des Vollblutpferdes. 85

Versuch 3.

Lfd. Nr.	Geschlecht	Erythrocyten in 1 cbmm in Millionen	Leukocyten						
			Gesamtzahl	Neutrophile	Eosinophile	Basophile	Lymphocyten	Große Mononucleäre	Übergangsformen
1	Hengstfohlen	9,360	9 200	60	1,5	0,5	35	1,0	2,0
2	,,	8,640	10 000	60	1,7	0,5	35	1,0	1,8
3	,,	8,950	9 500	61	1,7	0,3	34	1,0	2,0
4	,,	9,750	10 000	65	1,8	0,1	30	1,1	2,0
5	,,	8,760	9 000	60	1,7	0,6	35	1,2	1,5
6	Stutfohlen	8,750	9 000	65	1,8	0,5	30	1,2	1,5
7	,,	7,150	8 000	62	1,5	0,2	34	1,1	1,2
8	,,	8,210	9 000	59	1,8	0,5	36	1,2	1,5
9	,,	7,500	8 500	63	1,1	0,2	33	1,2	1,5

Versuch 4. Blutwerte vor der Arbeit (Ruhe).

Lfd. Nr.	Alter Jahre	Erythrocyten in 1 cbmm in Millionen	Leukocyten						
			Gesamtzahl	Neutrophile	Eosinophile	Basophile	Lymphocyten	Große Mononucleäre	Übergangsformen
1	10	7,150	9 500	57	1,5	0,5	38	1,5	1,5
2	12	7,350	10 300	55	2,0	0,5	40	1,3	1,2
3	14	8,000	9 300	56	2,0	1,0	38	2,0	1,0
4	14	8,450	10 500	56	1,8	0,9	38	2,4	0,9
5	10	7,500	9 300	55	1,6	0,7	40	1,9	0,8
6	8	8,250	10 000	58	2,2	1,1	36	1,8	0,9
7	8	7,850	9 300	54	2,2	1,0	40	1,6	1,2
8	10	7,750	8 500	54	2,0	0,8	41	1,0	1,2
9	10	8,350	10 000	54	2,8	1,2	39	2,0	1,0
10	8	9,150	10 000	49	3,1	1,2	44	1,8	0,9
11	12	8,750	9 500	55	2,0	1,0	39	1,5	1,5
12	14	8,550	9 200	55	2,0	0,8	39	2,1	1,1

Blutwerte nach der Arbeit (täglich 8—10 Stunden schwere Zugarbeit).

1	10	9,570	9 500	57	2,2	0,5	38	1,2	1,3
2	12	10,000	10 000	55	2,5	1,0	38	1,5	2,0
3	14	10,000	9 000	57	2,0	0,9	38	1,1	1,0
4	14	9,500	8 500	57	2,0	0,8	38	1,0	1,2
5	10	8,950	8 200	58	2,0	0,5	38	0,5	1,0
6	8	8,850	8 000	60	2,0	0,9	35	0,9	1,2
7	8	9,520	10 000	57	2,5	0,5	37	1,0	2,0
8	10	9,350	9 000	57	2,5	0,8	36	1,5	2,2
9	10	10,050	10 000	58	2,0	0,8	36	1,2	2,0
10	8	9,750	9 200	58	3,0	0,7	35	1,5	1,8
11	12	9,250	9 500	59	3,1	0,5	34	1,2	2,2
12	14	9,520	8 850	60	3,0	0,5	34	1,0	1,5

Nachstehend folgen die Blutwerte von 6 Vollblutpferden, die nach längerer Ruhepause wieder in Renn- und Jagdtraining genommen wurden und täglich mehrere Kilometer Galopparbeit mit Hindernissen zurücklegten. Diese Pferde gingen 4 Wochen lang 2mal wöchentlich größere Jagden. Dieselben befanden sich bei völliger Gesundheit in kraftstrotzender Rennmuskulatur. Das Durchschnittsalter dieser Pferde betrug 9 Jahre.

Versuch 5. Blutwerte vor der Arbeit (Ruhe).

Lfd. Nr.	Geschlecht	Alter Jahre	Erythrocyten in 1 cbmm in Millionen	Leukocyten							Bemerkungen
				Gesamtzahl	Neutrophile	Eosinophile	Basophile	Lymphocyten	Große Mononucleäre	Übergangsformen	
1	Stute	20	8,920	11 000	52	3,1	0,9	40	1,8	2,2	
2	,,	8	9,250	12 500	51	2,7	0,9	42	1,5	1,9	
3	Wallach	6	9,520	12 000	54	2,0	1,0	40	1,2	1,8	
4	Stute	10	9,850	12 000	53	3,0	1,0	40	1,0	2,0	
5	,,	4	8,920	12 000	51	2,1	1,5	42	1,2	2,2	
6	Hengst	6	10,580	11 500	53	2,5	1,0	40	1,5	2,0	

Blutwerte nach der Arbeit (Jagd- bzw. Renngalopp, ansteigend bis 7000 m).

Lfd. Nr.	Geschlecht	Alter	Erythr.	Gesamt	Neu	Eos	Bas	Lym	Mon	Übg	Bemerkungen
1	Stute	20	12,000	10 000	52	3,5	0,9	40	1,5	2,1	Diese 6 Vollblüter wurden unter meiner Aufsicht, teils auch von mir selbst, galoppiert. Die Stute Nr. 4 — mein eigenes Pferd — habe ich für die letzten Blutentnahmen bis zu 14000 m in flottem Jagd- u. Renntempo mehrere Male galoppiert.
2	,,	8	11,570	10 000	54	3,2	0,9	39	1,3	1,6	
3	Wallach	6	12,520	11 000	52	4,0	1,2	40	1,0	1,8	
4	Stute	10	11,000	11 000	51	4,0	1,5	40	1,0	2,5	
5	,,	4	12,750	12 000	51	5,1	1,5	38	1,2	3,2	
6	Hengst	6	13,560	10 000	51	5,1	1,4	38	1,2	3,3	

Nachstehend folgt eine Zusammensetzung der Grenz- und Durchschnittswerte der roten und weißen Blutkörperchen der einzelnen Versuche.

Versuch 2. Ruhendes Blut des Vollblüters — Weidegang.
1. Niedrigste Grenze . . . . 7 896 000 Erythrocyten   8 400 Leukocyten
2. Höchste Grenze . . . . . 12 700 000   ,,   15 000   ,,
3. Durchschnitt . . . . . . 10 275 000   ,,   9 594   ,,

Versuch 3. Blut der Vollblutfohlen.
1. Niedrigste Grenze . . . . 7 150 000 Erythrocyten   8 000 Leukocyten
2. Höchste Grenze . . . . . 9 750 000   ,,   10 000   ,,
3. Durchschnitt . . . . . . 8 593 000   ,,   9 133   ,,

Versuch 4. Blut von 12 Kaltblutpferden a) vor, b) nach der Arbeit.
a) 1. Niedrigste Grenze . . . 7 150 000 Erythrocyten   8 500 Leukocyten
   2. Höchste Grenze . . . . 9 150 000   ,,   10 500   ,,
   3. Durchschnitt . . . . . 8 090 000   ,,   9 608   ,,
b) 1. Niedrigste Grenze . . . 8 850 000 Erythrocyten   8 000 Leukocyten
   2. Höchste Grenze . . . . 10 050 000   ,,   10 000   ,,
   3. Durchschnitt . . . . . 9 525 000   ,,   9 146   ,,

Versuch 5.
Blut von 6 Vollblütern a) vor, b) nach der Arbeit.

a) 1. Niedrigste Grenze . . .   8 920 000 Erythrocyten   11 000 Leukocyten
   2. Höchste Grenze . . . . 10 580 000   „   13 000   „
   3. Durchschnitt . . . . .   9 473 000   „   12 000   „
b) 1. Niedrigste Grenze . . . 11 000 000 Erythrocyten   9 000 Leukocyten
   2. Höchste Grenze . . . . 13 560 000   „   11 000   „
   3. Durchschnitt . . . . . 12 233 000   „   9 800   „

Das Ergebnis meiner Untersuchungen fasse ich nachstehend zusammen.

1. Die Blutproben der von mir untersuchten Vollblutpferde weisen eine verhältnismäßig hohe Zahl von roten Blutkörperchen auf. Während in den Blutproben der untersuchten Vollblutpferde für die roten Blutkörperchen durchschnittliche Werte von 9,47—10,27 Millionen pro Kubikmillimeter gefunden wurden, ließen sich bei den zwölf untersuchten sehr gut genährten schweren Kaltblutpferden Durchschnittszahlen von nur 8 Millionen rote Blutkörperchen pro Kubikmillimeter feststellen. Die Zahl der weißen Blutkörperchen ist bald mehr, bald weniger stark erhöht. Die verhältnismäßig hohen Zahlen der Leukocyten dürften auf den durchweg recht guten Nährzustand zurückzuführen sein.

2. In den Aufstrichpräparaten fällt auf, daß die eosinophilen Leukocyten meist nicht vereinzelt im Blutbild erscheinen, sondern vielfach haufenweise zusammenliegen, und zwar bis zu 5 Stück. Die übrigen Arten der weißen Blutkörperchen halten sich in den Grenzen der vielfach gefundenen Resultate anderer Forscher.

3. Die bei 9 Vollblutfohlen für die roten Blutkörperchen gefundenen Durchschnittswerte von 8,59 Millionen pro Kubikmillimeter entsprechen ungefähr auch der von *Storch* und *Bidault* angegebenen Zahl von 9,3 Millionen.

4. Das Blutbild des schnell und langsam galoppierenden Vollblüters weist mit der Höhe der Leistungen eine erhöhte Zahl von roten Blutkörperchen auf, während bei den weißen Blutzellen nicht nur keine Vermehrung, sondern eine Verminderung in allen Fällen hervorgetreten ist. Auffallend ist im Aufstrichpräparat hier das gehäufte Auftreten der eosinophilen Zellen und deren Zusammenliegen im Gesichtsfeld bis zu 8 Stück. Die Zellen selbst erscheinen groß und stark gekörnt. Eine auffallende Verminderung irgendeiner Blutzellenart zugunsten einer anderen ist aus dem Blutbild des galoppierenden Vollblüters nicht festzustellen.

5. Gesundes Blut von Kaltblutpferden in ruhendem Zustand zeigt der Regel nach niedrigere Blutwerte als das der Vollblüter. Die Unterarten der weißen Blutzellen halten sich in den üblichen von verschiedenen Forschern gefundenen Grenzen. Das Zusammenliegen der eosinophilen Zellen im Blutbild tritt auch hier auf, jedoch nicht so häufig.

6. Die längere und sich steigernde schwere Zugleistung des Kaltblüters bis zum Schweißausbruch führt ebenfalls zu einer auffallenden vorübergehenden Vermehrung der roten Blutkörperchen.

7. Auf Grund meiner Untersuchungen komme ich zu dem Schlusse, daß beim gesunden Pferde außer Geschlecht, Rasse, Alter, Temperament insbesondere intensive Arbeit bei entsprechender Fütterung eine vorübergehende physiologische Vermehrung von roten Blutzellen herbeizuführen imstande ist. Abgesehen von den pathologischen Ursachen einer Erythrocytose kann eine Steigerung von Zellwerten, wie durch vielfache Versuche nachgewiesen, durch Höhenklima, Radium, Thorium, X-Strahlen, Injektion sowie durch Bluttransfusion hervorgerufen werden. Bei dieser Betrachtung drängt sich die Frage auf, wie weit wohl der gesunde Organismus des schwerarbeitenden bzw. galoppierenden Pferdes die Gesamtoberfläche der roten Blutkörperchen, die Träger des Atmungssauerstoffes, zu vergrößern imstande ist.

8. Die Untersuchungen erstrecken sich auf 52 Vollblüter, darunter 9 Jährlinge, und auf 12 Schrittpferde. Die Schrittpferde haben eine geringere Zahl Erythrocyten als die Vollblüter. Die Anzahl wird durch die Arbeit gesteigert, bleibt aber auch dann noch hinter der beim ruhenden Vollblüter zurück. Die Zahl der Leukocyten ist nicht wesentlich verschieden. Die Vollblutfohlen zeigen etwas niedrigere Grenzzahlen und Durchschnittszahlen als die auf der Weide gehenden — meist tragenden — Stuten. Die in Arbeit befindlichen Vollblüter zeigen vor der Arbeit keine größeren Zahlen von Erythrocyten als die in Weidegang befindlichen Stuten. Die Zahlen werden durch die Arbeit aber sehr erheblich gesteigert, im Durchschnitt um 28%, mindestens um 23%. Die Zahl der Leukocyten ist dagegen nach der Arbeit vermindert, und zwar im Durchschnitt um 19%. Die ermittelten Durchschnittszahlen der Erythrocyten betragen bei Vollblutfohlen $8^1/_2$ Millionen, bei Vollblutstuten $10^1/_4$ Millionen, beim arbeitenden Vollblut vor der Arbeit $9^1/_2$ Millionen, nach der Arbeit $12^1/_4$ Millionen. Dagegen bei Schrittpferden vor der Arbeit 8 und nach der Arbeit $9^1/_2$ Millionen in 1 cbmm. Die ermittelte Höchstzahl betrug $13^1/_2$ Millionen beim Vollblut nach der Arbeit. Die Leukocytenzahlen betrugen durchschnittlich beim Schrittpferd 9600, nach der Arbeit 9100, bei Vollblutfohlen 9100, bei Vollblutstuten 9500, bei arbeitenden Vollblütern vor der Arbeit 12 000, nach der Arbeit 9800 in 1 cbmm.

Literaturverzeichnis.

[1] *Donders* und *Moleschott*, Holländ. Beitr. **1**, 369—370. — [2] *Vierordt,* Arch. f. physiol. Heilk. 1852, H. J. — [3] *Welker*, Blutkörperchenzählungen. Prager Vierteljahrsschr. f. Heilk. **44**. 1854. — [4] *Malassez*, Cpt. rend. des séances de l'acad. des sciences 1872. — [5] *Hayem*, Du sang et ses altérations anatomiques.

Paris 1889. — ⁶) *Thoma*, Über die Methode der Blutkörperchenzählungen. Virchows Arch. f. pathol. Anat. u. Physiol. **84**, 131. 1881. — ⁷) *Reineke*, Über den Gehalt des Blutes an Körperchen. Virchows Arch. f. pathol. Anat. u. Physiol. **118**, 148. 1889. — ⁸) *Tröster*, Blutkörperchenzählungen. Veterinärkunde **18**, Nr. 1. — ⁹) *Ellenberger-Sußdorf*, Physiologie der Haussäugetiere. 1892. — ¹⁰) *Fröhner*, Friedbergers und Fröhners Lehrbuch der klinischen Untersuchungsmethoden für Tierärzte und Studierende. Stuttgart 1907. Ferd. Enke. — ¹¹) *Prus*, Österr. Zeitschr. f. wiss. Veterinärkunde 1894. — ¹²) *v. Limbeck*, Über den Einfluß des respiratorischen Gaswechsels auf die roten Blutkörperchen. Arch. f. exp. Pathol. u. Pharmakol. 1895. — ¹³) *Nicolas* et *Courmont*, Etude sur la leucocytose dans l'intoxication et l'immunisation expérimentales par la toxine diphtherique. Arch. de méd. exp. **19**. — ¹⁴) *Fischer*, Berlin. tierärztl. Wochenschr. 1894, S. 267. — ¹⁵) *Storch*, Untersuchungen über den Blutkörperchengehalt des Blutes der landw. Haussäugetiere. Diss. Bern 1901. — ¹⁶) *Wiendieck*, Untersuchungen über das Verhalten der Blutkörperchen bei gesunden und mit croupöser Pneumonie behafteten Pferden. Arch. f. wiss. u. prakt. Tierheilk. **32**. 1906. — ¹⁷) *Schütze*, Untersuchungen über die Zahl der roten und weißen Blutkörperchen gesunder Pferde. Zeitschr. f. Tiermed. **16**. 1912. — ¹⁸) *Jakimoff* und *Kohl*, Das Blut verschiedener Pferderassen. Monatsh. f. prakt. Tierheilk. **21**. 1910. — ¹⁹) *König*, Untersuchungen über das Verhalten der roten Blutkörperchen und über den Hämoglobingehalt des Blutes bei der rheumatischen Hämoglobinämie der Pferde, im Vergleich zu gesunden Pferden und zu anderen inneren Krankheiten. Monatsh. f. prakt. Tierheilk. **21**. 1910. — ²⁰) *Bidault*, Die Leukocyten im Pferdeblut. Bull. de la soc. centr. de méd. vét. 1904, S. 671; ref. Dtsch. tierärztl. Wochenschr. 1905, S. 186. — ²¹) *Wielke*, Blutkörperchenzählungen bei Rotz und differentialdiagnostisch in Betracht kommenden Krankheiten des Pferdes. Monatsh. f. prakt. Tierheilk. 1913. — ²²) *Wolff*, Die eosinophilen Zellen, ihr Vorkommen und ihre Bedeutung. Beitr. z. pathol. Anat. u. z. allg. Pathol. **28**, 150. 1900. — ²³) *Zietschmann*, Über die acidophilen Leukocyten (Körnerzellen) des Pferdes. Dresden 1904. — ²⁴) *Döppert*, Erythrocyten von Haussäugetieren. Inaug.-Diss. Hannover 1920. — ²⁵) *Müller*, Gehalt des Pferdeblutes bei Ruhe, Ernährung und Arbeit. Inaug.-Diss. Hannover 1920. — ²⁶) *Bonard*, Die Dichtigkeit des Blutes. Schweiz. Arch. f. Tierheilk. 1919. — ²⁷) *Lange*, Blutkörperchenzahl und Größe unter Einwirkung der Domestikation. Zool. Jahrb. 1919. Inaug.-Diss. Berlin 1919. — ²⁸) *Montandon*, Gesamtvolumen der Erythrocyten und Leukocyten beim Pferde mit dem Hämokrit gemessen. Schweiz. Arch. f. Tierheilk. Inaug.-Diss. Bern 1919. — ²⁹) *Birr*, Untersuchungen über die Veränderung des Blutbildes durch Chloralhydrat nach stomachikaler, rectaler und intravenöser Einverleibung beim Pferde. Monatsh. f. prakt. Tierheilk. 1921. — ³⁰) *Böllert*, Vergleichende Betrachtungen der Leukocyten und Messung und Zählung der Erythrocyten beim Pferde und Esel sowie deren Bastarde, Maultiere und Maulesel. Inaug.-Diss. Hannover 1921. — ³¹) *Meyer*, Blutuntersuchungen an Grubenpferden. Inaug.-Diss. Hannover 1921. — ³²) *Lochtkemper*, Das rote Blutbild bei Infektionskrankheiten des Pferdes. Inaug.-Diss. Stuttgart 1920. — ³³) *Warnatsch*, Die Veränderungen des Blutes und der Körperwärme des Pferdes nach subcutaner und intravenöser Injektion von arteigenem, gesundem Serum, Blut und Rotlaufserum. Inaug.-Diss. Stuttgart 1920. — ³⁴) *Walther*, Das Blutbild männlicher Pferde kurz vor und nach der Kastration unter Berücksichtigung der Arnethschen Leukocytentheorie. Inaug.-Diss. Berlin 1922. — ³⁵) *Waldhausen*, Erythrocytose nach Durchfällen. Monatsh. f. prakt. Tierheilk. **34**.

(Aus dem Pathologischen Institut der Tierärztlichen Hochschule zu Berlin
[Direktor: Prof. Dr. *Nöller*].)

Die pathologischen Veränderungen in der Leber bei Vogelmalaria.

Von

Harald Beck, Oberkirch,
approb. Tierarzt.

(Eingegangen am 2. November 1923.)

[Referent: Prof. Dr. *W. Nöller*.]

Schon wenige Jahre nach der Entdeckung des menschlichen Malariaparasiten durch *Laveran* (1882) wurde von *Danilewsky* (1890) auf das Vorkommen von Blutparasiten bei Vögeln Rußlands hingewiesen, was durch die Arbeiten *Grassis* und *Felettis* (1891) für Italien, *Froschs* für Deutschland und bald auch von Forschern anderer Länder bestätigt wurde. Dabei einigte man sich, den der menschlichen Parasitenform am nächsten stehenden Blutschmarotzer als Proteosoma praecox zu bezeichnen.

Trotz der Menge des Sektionsmaterials, das in jahrelangen Versuchsreihen einzelner Forscher von den infizierten Vögeln anfallen mußte, wurden die pathologisch-anatomischen Veränderungen fast gar nicht berücksichtigt. Um nun hier einiges neues Material zu bringen, wurden mir von Herrn Prof. Dr. *Nöller*, dem ich an dieser Stelle für die Überlassung der Arbeit und die dabei mannigfach gewährte Unterstützung meinen verbindlichsten Dank abstatten möchte, die Lebern von bei einer solchen Versuchsreihe infizierten Vögeln übergeben.

Literatur.

Die wenigen Angaben über pathologische Veränderungen bei Vogelmalaria sind in den Veröffentlichungen *Celli's* und *Sanfelice's* (1891), *Danilewsky's* (1891) und *Wasielewski's* (1908) enthalten. Sie fanden Milz und Leber mehr oder weniger vergrößert und infolge Ablagerung eines schwärzlichen Pigments von dunkelbrauner bis schwarzgrauer Farbe, ohne erheblichen Parasitenbefund im Gewebe.

Zur Orientierung über die bei Menschenmalaria beobachteten Leberveränderungen möchte ich darauf hinweisen, daß ihrer Originalarbeit Berücksichtigung fanden die Untersuchungen und Zusammenfassungen von *Mannaberg* (1899), *Mohr* und *Staehelin* (1911), *Hartmann* und *Schilling* (1917), *v. Mehring* (1920), *Ribbert* (1920), *Aschoff* (1922), *Arnstein* (1874), *Jansco* (1898), *Garalas* (1902), *Pewnitzky* (1903), *Ruge* (1906), *Ziemann* (1918), *Dürck* (1921), *Nocht* und *Mayer* (1918), *Kolle* und *Hetsch* (1922), *Oberndorfer* (1922).

Eigene Untersuchungen.
A. Material und Technik.

Das Material, das mir zur Verfügung stand, stammte von Zeisigen und Kanarienvögeln, die im Laufe der Jahre 1920/1923 intramuskulär infiziert worden

Die pathologischen Veränderungen in der Leber bei Vogelmalaria. 91

Protokoll über die Versuchsreihe mit Proteosoma-Vögeln 1921/23.

Abkürzungen: P. K. = Proteosoma-Kanarienvogel. P. Z. = Proteosoma-Zeisig. 0 = Befund nicht aufgenommen. — = Befund negativ.

Nr.	a) Impfmaterial b) Zahl d. Impfungen c) Impftag	Parasitennachweis Datum	nach ? Tg.	Tod a) Datum b) nach ? Zeit	Sektionsbefund a) Milz b) Leber c) Blut	Bemerkungen
P. K. 0	a) aus Elberfeld b) 1 c) 7. VI. 21	18.VI. 21	11 + +	23. III. 22 9½ Mon.	a) 8 mm lang. braunrot b) vergrößert, schwarzgrau c) 0	
P. Z. 1	a) P. K. 0 b) 1 c) 18. XII. 21	5. I. 22	18 +	7. I. 22 20 Tg. getötet	a) 8 mm lang, schwarzbraun b) 0 c) + + +	
P. Z. 2	a) P. K. 0 b) 3 c) 18. XII. 21 6. I. 22 P. Z. 1 26. I. 22 P. Z. 8	—	—	11. II. 22 2½ Mon. getötet	a) 9 mm lang, braunschwarz b) vergrößert, schwarzbr. c) 0	
P. Z. 3	a) P. K. 0 b) 2 c) 18. XII. 21 6. I. 22 P. Z. 1	—	—	12. I. 22 25 Tg.	a) 5 mm lang, braunrot b) vergrößert, graubraun c) —	
P. K. 4	a) P. K. 0 b) 1 c) 18. XII. 21	3. I. 22	16 + +	15. V. 22 5 Mon.	a) 8 mm lang, rotbraun b) vergrößert, graubraun c) 0	
P. K. 5	a) P. K. 4 b) 1 c) 5. I. 22	12. I. 22	7 + + +	12. VII. 22 6 Mon.	a) 6 mm lang, grauschwarz b) grauschwarz c) + (sehr spärlich!)	
P. Z. 6	a) P. Z. 1 b) 1 c) 7. I. 22	16. I. 22	9 + +	21. I. 22 14 Tg. getötet	a) 11 mm lang, schwarz b) schwarzbraun c) + + +	
P. Z. 7	a) P. Z. 1 b) 1 c) 7. I. 22	16. I. 22	9 +	9. V. 22 4 Mon.	a) 10 mm lang, grauschwarz b) vergrößert, graubraun c) + +	
P. Z. 8	a) P. Z. 6 b) 1 c) 17. I. 22	25. I. 22	8 +	2. II. 22 16 Tg. getötet	a) 12 mm lang, schwarz b) Ränd. scharf, schwarzbr. c) + +	
P. Z. 9	a) P. Z. 6 b) 2 c) 17. I. 22 29. I. 22 P. Z. 8	4. II. 22	6 +	27. III. 22 2½ Mon.	a) 12 mm lang, braunschw. b) vergrößert, braungrau c) + +	
P. Z. 10	a) P. Z. 8 b) 1 c) 29. I. 22	6. II. 22	8 +	1. XII. 22 10 Mon.	a) 6 mm lang, grauschwarz b) grauschwarz c) +	
P. Z. 11	a) P. Z. 8 b) 1 c) 29. I. 22	—	—	30. I. 22 1 Tg.	—	wegen Fäulnis ergebnislos
P. Z. 12	a) P. Z. 8 b) 1 c) 29. I. 22	6. II. 22	8 +	17. II. 22 19 Tg. getötet	a) 15 mm lang, schwarz b) ohne Abweichung c) + + +	
P. Z. 13	a) P. Z. 10 b) 1 c) 9. II. 22	—	—	12. II. 22 3 Tg.	a) 4 mm lang, dunkelrot b) ohne Abweichung c) —	
P. Z. 14	a) P. Z. 10 b) 1 c) 9. II. 22	17. II. 22	8 + +	17. III. 22 1½ Mon. getötet	a) 10 mm lang, schwarz b) vergrößert, schwarzgrau c) +	
P. Z. 15	a) P. Z. 10 b) 1 c) 9. II. 22	17. II. 22	8 + +	5. III. 22 1 Mon.	a) 11 mm lang, grauschwarz b) vergrößert, schwarzgrau c) +	

Fortsetzung von S. 91.

Nr.	a) Impfmaterial b) Zahl d. Impfungen c) Impftag	Parasitennachweis Datum	nach ? Tg.	Tod a) Datum b) nach ? Zeit	Sektionsbefund a) Milz b) Leber c) Blut	Bemerkungen
P. Z. 16	a) P. Z. 15 b) 1 c) 21. II. 22	28. II. 22	7 +	1. III. 22 8 Tg. getötet	a) 9 mm lang b) nicht vergrößert c) +	
P. Z. 17	a) P. Z. 13 b) 1 c) 21. II. 22	27. II. 22	6 + +	15. III. 22 22 Tg.	a) 5 mm lang, schwarzbraun b) stark vergr., schwarzgr. c) +	
P. Z. 18	a) P. Z. 17 b) 1 c) 4. III. 22	7. III. 22	8 +	9. VI. 22 3 Mon.	a) 8 mm lang, grauschwarz b) wenig vergr., braungrau c) + +	
P. Z. 19	a) P. Z. 7 b) 1 c) 30. XII. 22	7. IV. 22	8 +	6. II. 23 10 Mon.	a) 5 mm lang, graubraun b) dunkelrotbraun c) + (sehr wenig)	
P. Z. 20	a) P. Z. 18 b) 1 c) 14. V. 22	23. V. 22	9 +	9. VI. 22 26 Tg.	a) 16 mm lang, grauschwarz b) vergrößert, braunschw. c) + + + +	
P. K. 21	a) P. Z. 19 b) 1 c) 13. VI. 22	29. VI. 22	9 +	1. VII. 22 18 Tg.	a) 10 mm lang, grauschwarz b) vergrößert, dunkelbraun c) + (sehr spärlich!)	
P. K. 22	a) P. Z. 19 b) 1 c) 4. VII. 22.	20. VII. 22	16 +			lebt noch
P. K. 23	a) P. Z. 19 b) 1 c) 5. IX. 22.	—	—	8. II. 23 3 Mon.	a) 10 mm lang b) rotbraun c) —	
P. Z. 24	a) P. Z. 10 b) 1 c) 30. X. 22.	11. XI. 22	11 + +	15. V. 23 7½ Mon.	a) 15 mm lang, grauschwarz b) stark vergr., braunschw. c) + +	Toxoplasmen
P. K. 25	a) P. Z. 19 b) 1 c) 30. X. 22	11. XI. 22	11 +	25. III. 23 5 Mon.	a) 11 mm lang, schwarzrot b) vergrößert, dunkelbr.-rot c) +	Toxoplasmen
P. Z. 26	a) P. Z. 24 b) 1 c) 18. XI. 22.	28. XI. 22	10 + +	6. XII. 22 18 Tg. getötet	a) 17 mm lang, schwarzgrau b) braunschwarz c) + +	Toxoplasmen
P. Z. 27	a) P. Z. 26 b) 1 c) 6. XII. 22.	19. XII. 22	18 + + +	25. XII. 22 20 Tg.	a) 10 mm lang, braunschw. b) dunkelbraun c) + + +	
P. Z. 28	a) P. Z. 19 b) 1 c) 11. XII. 22.	19. XII. 22	8 +	21. III. 23 2½ Mon.	a) 8 mm lang, graurötlich b) schokoladefarben c) + +	
P. Z. 29	a) P. Z. 19 b) 1 c) 11. XII. 22.	19. XII. 22	8 ?	28. XII. 22 17 Tg.	a) 9 mm lang, blaßrosarot b) schokoladebraun c) —	Toxoplasmen
P. Z. 30	a) P. Z. 27 b) 1 c) 21. XII. 22.	28. XII. 22	7 +	14. I. 23 22 Tg. getötet	a) 22 mm lang, schwarzgrau b) vergrößert, schwarzgrau c) + + +	Toxoplasmen
P. Z. 31	a) P. Z. 28 b) 1 c) 6. II. 23	—	—	9. II. 23 3 Tg.	a) 0 b) rötlichbraun c) —	
P. Z. 32	a) P. Z. 28 b) 1 c) 6. II. 23	21. II. 23	15 + +	7. III. 23 1 Mon.	a) 12 mm lang b) grauschwarz c) + +	

Die pathologischen Veränderungen in der Leber bei Vogelmalaria. 93

waren. Um einen raschen Überblick zu ermöglichen, werde ich das Protokoll der Versuchsreihe und eine Tabelle, die die Vögel nach ihrer Infektionsdauer angeordnet enthält, beifügen. Die Lebern waren in Sublimat oder im Bouinschen Gemisch fixiert und in Paraffin eingebettet. Die 5 μ dicken Schnitte wurden mit Hämalaun-Eosin gefärbt; ferner gelangten noch die *Perls*sche Hämosiderinreaktion, Plasmazellenfärbungen und feuchte Giemsaschnittfärbungen zur Anwendung. Die Untersuchung wurde in der Weise vorgenommen, daß die Infektionsdauer in aufsteigender Linie die Richtlinien abgab.

Proteosoma-Zeisige 1922/23 nach Infektionsdauer geordnet.

Alle Vögel mit einer Mischinfektion mit Toxoplasmen sind in dieser Tabelle weggelassen worden, weil ihre Lebern infolge der Mischinfektion für die Feststellung der Veränderungen durch Vogelmalaria allein nicht zu brauchen sind.

Nr.	Impftag	Todestag † = verendet	Infektionsdauer	Erster Parasitennachweis	Letzter Parasitennachweis
P. Z. 16	21. II. 22	1. III. 22	8 Tage	28. II. 22 +	1. III. 22 + +
P. Z. 6	7. I. 22	21. I. 22	14 "	16. I. 22 +	21. I. 22 + + +
P. Z. 8	17. I. 22	2. II. 22	16 "	25. I. 22 +	2. II. 22 + +
P. Z. 12	20. I. 22	17. II. 22	19 "	6. II. 22 +	15. II. 22 + + +
P. Z. 27	6. XII. 22	† 25. XII. 22	19 "	19. XII. 22 + + + zugl. letzter	
P. Z. 1	18. XII. 22	7. I. 22	20 "	5. I. 22 +	7. I. 22 + + +
P. Z. 17	21. II. 22	† 15. III. 22	22 "	27. II. 22 + +	15. III. 22 + + +
P. Z. 15	9. II. 22	† 5. III. 22	24 "	17. II. 22 + +	4. III. 22 + + + +
P. Z. 20	14. V. 22	† 9. VI. 22	26 "	23. V. 22 +	8. VI. 22 + + + +
P. Z. 82	6. II. 23	† 7. III. 22	29 "	21. II. 23 + + zugl. letzter	
P. Z. 14	9. II. 22	17. III. 22	36 "	17. II. 22 + + +	17. III. 22 + + +
P. Z. 9	17 I. 22	† 27. III. 22	70 "	4. II. 22 +	25. III. 22 + + +
P. Z. 18	4. III. 22	† 9. VI 22	95 "	7. III. 22 +	8. VI. 22 + +
P. Z. 28	11. XII. 22	† 21 III. 23	3 Mon. 10 Tg.	19. XII. 22 +	21. III. 23 +
P. Z. 7	7. I. 22	† 9. V. 22	4 " 2 "	16. I. 22 + +	4. V. 22 + +
P. Z. 10	29. I. 22	† 1. XII. 22	10 " 2 "	6. II. 22 +	10. XI. 22 + +

B. Eigene Befunde.

Da bei der Einheitlichkeit der Veränderungen ein Beschreiben sämtlicher Lebern fast nur Wiederholungen brächte, werde ich einige besonders typische Fälle herausgreifen und dann am Schluß jedes Befundes die Vögel mit gleichen oder ähnlichen Leberbefunden angeben.

a) **P. Z. 16.** Dieser Zeisig, der am 1. Tage des Parasitenbefalls — 8 Tage nach der Impfung — getötet wurde, diene als Beispiel für den Befund bei der akutesten Malariaform.

Makroskopisch: Die Leber ist nicht sichtbar verändert, die Milz 9 mm lang, rötlichbraun.

Mikroskopisch: Die Leber zeigt bei schwacher Vergrößerung keine erheblichen Abweichungen ihres normalen Strukturbildes. Nur an sehr vereinzelten Abschnitten sind Strecken der Lebercapillaren angefüllt mit Zellen, ferner liegen vereinzelte runde Zellherde mit hellerem Zentrum verstreut im Gewebe. Die Parenchymzellen sind völlig unverändert, nur an einigen im Bereich der runden Zellherde gelegenen lassen sich Erscheinungen der Nekrobiose erkennen. Die *Kupffer*schen Sternzellen treten stellenweise sehr markant hervor, doch bergen sie ebensowenig wie andere gewebliche Elemente des Schnittes Pigment. Bei starker Vergrößerung erscheinen in den erwähnten Zellanhäufungen neben wenigen Erythrocyten große Zellen mit einem Kern, dessen Größe und Form ungefähr dem der Parenchymzellen entspricht, nur ist ihr Verhalten gegenüber der Färbung ein anderes. Das ganze Kernplasma nimmt einen dunkleren Farbton an, und das Chromatin liegt in zahlreichen Brocken teils über den ganzen Kern verteilt, teils am Rande; der große Protoplasmaleib nimmt bei der Plasmafärbung mit Methylgrünpyronin eine kräftige Rotfärbung an und schafft so gegenüber dem Protoplasma der übrigen Zellen ein deutliches Unterscheidungsmerkmal. Es handelt sich also um lymphocytäre Elemente, die etwa als Lymphoidzellen (große Lymphocyten) oder als lymphoblastische Plasmazellen bzw. deren Vorstufen zu bezeichnen sind. In sehr vielen dieser Zellen lassen sich Mitosen erkennen. Mitunter stößt man auch auf kleine Zellen mit dichtgefärbtem Kern und schmalem Protoplasmasaum (kleine Lymphocyten) und solche mit großem Kerne (histiocytäre Elemente).

Parasiten sind ebensowenig wie Pigment im ganzen Schnitte zu erkennen. Weitere Vögel mit gleichem Befunde sind nicht vorhanden, da, um ausgeprägtere Veränderungen zu erlangen, mit der Tötung meist länger gewartet wurde.

b) **P. Z. 6.** So finde der nächste Vogel der Versuchsreihe P. Z. 6, der 14 Tage nach der Impfung mit starkem Parasitenbefall getötet wurde, Erwähnung als Vertreter eines schon weiter vorgeschrittenen Stadiums.

Makroskopisch: Die Leber war schwarzbraun, die Milz schwarz, 11 mm lang.

Mikroskopisch: Im Gegensatz zu den scharf herdförmig abgesetzten Veränderungen des vorigen Organs erscheint hier der Schnitt von kleinen, strangförmig ineinander überfließenden Zellanhäufungen durchsetzt. Die Leberzellen sind unverändert und ohne Abweichungen in ihrer Lagerung. Einer geringgradigen Hyperämie, die an einzelnen Stellen in Erscheinung tritt, scheint keine besondere Bedeutung zuzukommen, da sie nur bei diesem Vogel zur Beobachtung gelangt. In den erwähnten intracapillären Zellanhäufungen liegen neben roten Blutkörperchen die bekannten Zellelemente: lymphoblastische Plasmazellen bzw. deren Vorstufen, kleine Lymphocyten und histiocytäre Elemente.

Pigment, das bei Berlinerblau-Reaktion keine Blaufärbung gibt ist in geringer Menge in Form kleinster, dunkelbrauner Stäubchen und größerer Kugeln vorhanden, die nur selten frei, sondern meist intracellulär gelagert sind. Hier haben vor allem die *Kupffer*schen Sternzellen an dem Pigmentstoffwechsel hervorragenden Anteil. Ihr ganzer Protoplasmaleib ist dicht erfüllt mit den dunkelbraunen Körnern, so daß nur der Kern sichtbar bleibt. Bei sehr starkem Befall kann auch dieser verdeckt sein, so daß nur die scharf abgesetzte, ins Lumen vorspringende Pigmentanhäufung auf seine intracelluläre Lage hinweist. Vereinzelt finden sich auch Pigmentkörnchen in runden Zellen mit rundem, nicht sonderlich dichtgefärbtem Kern, die den schmalen Protoplasmasaum wie einen Kranz ausfüllen (freie Makrophagen).

Während das Suchen nach Hämosiderin auch hier erfolglos bleibt, zeigen sich wenige Erythrocyten mit Parasiten beladen, wenn auch der Befall noch verhältnismäßig gering ist.

Die gleichen Veränderungen oder schon Anklänge an die stärkeren Erscheinungen des nächsten Vogels weisen die Lebern der Vögel 8, 12, 27, 1, 17 auf.

c) **P. Z. 15.** Diese Befunde sind mit am ausgeprägtesten bei P. Z. 15, der mit stärkstem Parasitenbefall (++++) 24 Tage nach der Infektion einging.

Makroskopisch: Die Leber erscheint sehr stark vergrößert und schwarzgrau; die Milz war 11 mm lang und völlig grauschwarz.

Mikroskopisch: Das ganze Bild wird beherrscht von der noch stärkeren Anhäufung der schon früher geschilderten Zellelemente, die sich durch den ganzen Schnitt hindurch zwischen den Leberzellbalken breit macht, ebenso wie im interacinösen und perivasculären Bindegewebe. Im einzelnen erfüllen die Zellen meist die ganzen Capillarräume, bald in schmalem Zuge nicht einmal die Breite einer

Leberzelle erreichend, bald zu größeren Herden übergehend, die die Breite von mehreren Leberzellreihen erreichen, so daß eine große Zahl von Balken in geringerer oder größerer Ausdehnung durch den auf sie ausgeübten Druck verschmälert und teilweise ein direkter Zusammenfluß einzelner Capillarräume unter Schwund der dazwischen gelegenen Zellbalken eingetreten ist. Sonst zeigen die Parenchymzellen keine Veränderungen.

Die Ablagerung des spezifischen Malariapigments — Hämosiderin findet sich auch hier keines — bietet trotz der noch größeren Menge dieselben Bilder wie der vorige Schnitt, vielleicht mit dem Unterschiede, daß die einzelnen Schollen noch größer und unförmlicher geworden sind.

Der bei Giemsaschnittfärbung besonders deutlich zutage tretende Parasitenbefall ist so stark, daß oft mehrere Parasiten in einem Erythrocyten zu beobachten sind. Dabei hat dann der Kern nicht mehr seine zentrale Lage beibehalten, sondern liegt an der Peripherie oder vollständig quer gestellt zur Längsachse.

Gleiche Befunde, aber auch Übergänge zu Bildern schwächerer oder chronischer Infektion lassen die Schnitte der Zeisige 20, 32, 14, 9, 18 erkennen.

d) **P. Z. 28.** Zur Demonstration dieser geringgradigeren Veränderungen bei chronischer oder schwächerer Infektion sei die Leber von P. Z. 28 beschrieben, der in der ganzen dreimonatigen Infektionsdauer nie einen erheblichen Parasitenbefall aufwies.

Makroskopisch: Die Leber war nicht vergrößert, schokoladebraun; die Milz 8 mm lang und von grauroter Farbe.

Mikroskopisch: Schon bei schwacher Vergrößerung tritt im Präparat eine Rückkehr zu einem weniger veränderten Strukturbild in Erscheinung. Die Lebercapillaren sind nur wenig dilatiert und haben sogar zum Teil auf große Strecken wieder vollkommen normales Aussehen erlangt; dazwischen finden sich allerdings vereinzelt kleinere Bezirke mit Zellanhäufungen, wie sie schon in früheren Schnitten geschildert wurden und die noch vereinzelt Mitosen aufweisen. An anderen Stellen ist die trabekuläre Anordnung durch starke Hypertrophie von Parenchymzellen verlorengegangen, so daß das Lumen der Lebercapillaren fast ganz verstrichen ist.

Das Malariapigment liegt wieder in Form kleiner Körnchen und Stäubchen in der bei P. Z. 6 angegebenen Weise im Schnitt, während auch hier Hämosiderin fehlt.

Ein Befall der Erythrocyten mit Erregern ist nur in geringem Grade vorhanden. Veränderungen am interacinösen und perivasculären Gewebe, wie man sie bei so langer Infektionsdauer erwarten könnte, sind nirgends nachzuweisen.

Der einzige Vogel der Versuchsreihe, der mit ähnlichen Leberveränderungen einging, ist P. Z. 7.

e) **P. Z. 10.** So möchte ich zum Schlusse P. Z. 10 anführen, um bei dessen 10 monatiger Infektion die Befunde bei längster Krankheitsdauer erwähnen zu können.

Makroskopisch: Die Leber war geringgradig vergrößert und braunschwarz, die 6 mm lange Milz grauschwarz und birnförmig.

Mikroskopisch gleicht der Schnitt fast völlig dem eben beschriebenen, insbesondere sind auch hier keinerlei Bindegewebswucherungen festzustellen. So bleiben als einzige Veränderungen gegenüber dem normalen Leberbild die vereinzelten, noch schärfer abgesetzten Zellanhäufungen von bekannter Zusammensetzung und die geringgradige Ablagerung von feinkörnigem Pigment in den *Kupffer*schen Sternzellen, da auch das Durchsuchen des Gewebes nach Hämosiderin oder Parasiten erfolglos bleibt.

Zusammenfassung.

Wenn ich das Ergebnis meiner Untersuchungen zusammenfassen darf, so ergibt sich, daß bei typischem Verlauf 3 Stadien zu unterscheiden sind.

1. In frischen, etwa 8 Tage alten Fällen beobachtet man eine mehr oder weniger scharf abgesetzte Anhäufung von großen Lymphocyten, weniger kleinen, lymphoblastischen Plasmazellen bzw. deren Vorstufen, Histiocyten und Leukocyten zwischen den Leberzellbalken ohne gleichzeitige Pigmentablagerung.

2. Im zweiten Stadium, das ungefähr mit 14 Tagen nach vollzogener Infektion vorliegt, beginnt einerseits eine allmählich sich steigernde Ablagerung eines spezifischen Pigments, und zwar fast ausschließlich in den *Kupffer*schen Sternzellen, nur ganz selten in freien Histiocyten oder ganz frei, andererseits eine mehr diffuse, verstärkte Ansammlung der erwähnten Zellelemente zwischen den Leberzellbalken, die sogar so weit gehen kann, daß die angrenzenden Leberzellen durch Druckatrophie schwinden. Bestimmte Einflüsse der Infektionserreger auf die Parenchymzellen lassen sich so wenig wie entzündliche Prozesse am interstitiellen Gewebe erkennen.

3. Die dritte Phase ist entsprechend der Abnahme der Parasiten im Blut gekennzeichnet durch eine Rückkehr zu mehr oder weniger normalen Verhältnisssen. Sichtbare Merkmale dafür sind das Zurückgehen der in den Capillaren gelegenen weißen Blutzellen und die Pigmentabnahme, mit der auch eine Änderung der Form in dem Verschwinden der großen Schollen und dem Auftreten kleiner Körnchen einhergeht.

Als wesentlichste Veränderungen der Vogelmalaria, die mit dem Blutbefund in engem Zusammenhang stehen, ergeben sich also bei typischem Verlauf die intracapillären, anfänglich scharf abgesetzten, später mehr diffuser werdenden Zellanhäufungen und die allmählich sich steigernde, später wieder abnehmende Ablagerung eines spezifischen, die Eisenreaktion nicht gebenden Pigments.

Vergleicht man einmal die besprochenen Veränderungen mit ähnlichen Prozessen bei Erkrankungen des Menschen und der Haustiere, so ergibt sich folgendes Bild.

Die bei Menschenmalaria an den Leberzellen beobachteten regressiven Prozesse wie trübe Schwellung, fettige Degeneration und Nekrose konnten bei den Vögeln nicht beobachtet werden, abgesehen von eingetretener Druckatrophie einzelner Leberzellbalken und der geringgradigen Hypertrophie in wenigen Schnitten. Die Ablagerung des spezifischen Pigments und der Parasitenbefund boten bei beiden Malariaformen die gleichen Bilder, nur war auch bei spezifischer Färbung kein Hämosiderin in den Parenchymzellen nachzuweisen, wie es für den Menschen allgemein angegeben wird. Weitgehende Unterschiede ergeben sich dagegen beim Vergleich des interstitiellen Gewebes. Die von manchen Forschern beschriebenen starken Verdickungen des Bindegewebsapparats beim Menschen konnten selbst bei den Vögeln ältester Infektion nicht beobachtet werden.

Die pathologischen Veränderungen in der Leber bei Vogelmalaria. 97

Von unseren Haustieren verdient zunächst das Geflügel Berücksichtigung, und zwar sind es Tuberkulose und Hühnerleukämie, bei denen ähnliche Zellanhäufungen auftreten. Zum Unterschiede von Vogelmalaria finden sich jedoch neben den intravasculären auch ausgesprochen perivasculäre, in denen besonders bei Tuberkulose größere Mengen granulierter Leukocyten anzutreffen sind, ganz abgesehen von dem Fehlen des der Vogelmalaria eigentümlichen Pigments.

Gewisse morphologische Vergleichspunkte bieten auch die Veränderungen bei dem 2. und 3. Stadium der infektiösen Anämie der Pferde, doch stellen sich die hierbei ebenfalls auftretenden intracapillären Zellherde als eine Proliferation von *Kupffer*schen Sternzellen heraus. Auch die Pigmentbeschaffenheit bietet ein deutliches Unterscheidungsmerkmal, da bei infektiöser Anämie eine deutliche Sternzellenhämosiderosis, bei Vogelmalaria nur die Ablagerung eines spezifischen Pigments in Erscheinung tritt.

Bei oberflächlicher Betrachtung könnte man auch die lymphocytären Ansammlungen bei Rotz als analoge Erscheinungen heranziehen, obwohl es sich dabei um deutlich perivasculäre Vorgänge und Zustände handelt.

Die Veränderungen in der Milz, die physiologisch mit der Leber in enger Beziehung steht, wurden von mir nicht näher berücksichtigt, da sie zum Gegenstand ener besonderen Untersuchung gemacht werden sollen.

Literaturverzeichnis.

Arnstein, B. (1874), Bemerkungen über Melanämie und Melanose. Virchows Arch. f. pathol. Anat. u. Physiol. **61**, 494—508. — *Aschoff*, L. (1923), Pathologische Anatomie. 6. Aufl., **2**, 835—896. — *Burckhardt*, J. L. (1912), Über das Blutbild bei Hühnertuberkulose und dessen Beziehungen zur Hühnerleukämie nebst Bemerkungen über das normale Hühnerblut. Zeitschr. f. Immunitätsforsch. u. exp. Therapie, Orig., 1. Teil, **14**, H. 5. S. 544—604. — *Celli*, A., und F. *Sanfelice* (1891), Über die Parasiten des roten Blutkörperchens im Menschen und in Tieren. Fortschr. d. Med. Nr. 12, S. 499—511. — *Danilewsky*, B. (1890), Sur les microbes de l'infection malarique aiguë et chronique chez les oiseaux et chez l'homme. Ann. de l'Institut Pasteur **4**, Nr. 12, S. 753—759. — *Danilewsky*, B. (1891), La parasitologie comparée du sang. I. Nouvelles recherches sur les parasites du sang des oiseaux. Ref. Zentralbl. f. Bakteriol., Parasitenk. u. Infektionskrankh. S. 120—123. — *Dürck*, H. (1921), Pathologische Anatomie der Malaria in: O. v. Schjering, Handb. d. ärztl. Erfahrungen im Weltkriege 1914/18, **8**, 177—192. — *Ellenberger*, W. (1911), Handbuch der vergleichenden mikroskopischen Anatomie der Haustiere. Verlag: P. Parey, Berlin, **3**, 373—376. — *Ellermann*, V., und O. *Bang* (1908), Experimentelle Hühnerleukämie. Zentralbl. f. Bakteriol., Parasitenk. u. Infektionskrankh. 1. Abt., Orig. **56**, Heft 7, S. 595—609. — *Gavalas*, S. A. (1902), Beiträge zur pathologischen Anatomie und Parasitologie der Typhomalaria. Wien. klin. Wochenschr. Jg. 15, H. 21, S. 554—557. — *Grassi*, B., und R. *Feletti* (1891), Malariaparasiten in den Vögeln. Zentralbl. f. Bakteriol., Parasitenk. u. Infektionskrankh. **9**, 403—409, 429—433, 461—467. — *Guarnieri*, G. (1886), Alterazioni del fegato nell' infezione malarica. Boll. dell' acad. di Roma Nr. 4. Ref. Virchow-Hirsch's Jahresbericht 22, 1887, **2**, 59. — *Hartmann*, M. und Cl. *Schilling* (1917), Die pathogenen Protozoen und die durch sie verursachten Krankheiten. Verlag: J. Springer, Berlin, S. 333 bis 334. — *Jansco*, N. (1898), Blut und histologische Untersuchungen bei einem Fieber von Malaria perniciosa comatosa. Dtsch. Arch. f. klin. Med. **60**, H. 1, S. 1 bis 34. — *Kolle*, W., und H. *Hetsch* (1911), Experimentelle Bakteriologie und die Infektionskrankheiten mit besonderer Berücksichtigung der Immunitätslehre. Verlag: Urban & Schwarzenberg, Berlin, **2**, 748—783. — *Mannaberg*, J. (1899), Die Malariakrankheiten. In: Nothnagels spez. Pathol. u. Therapie **2**, Teil 2. Verlag:

A. Hölder, Wien. — *Mehring, K. v.* (1920), Lehrbuch der inneren Medizin **1**. — *Mohr, L.*, und *R. Staehelin* (1911), Handbuch der inneren Medizin **5**. — *Neumann, E.* (1889), Notizen zur Pathologie des Blutes. Virchows Arch. f. pathol. Anat. u. Physiol. **116**, 318—326. — *Nocht, B.*, und *M. Mayer* (1918), Die Malaria. Verlag: J. Springer, Berlin. — *Oberndorfer, S.* (1908), Pigment und Pigmentbildung. Lubarsch und Ostertag, Ergebn. d. allg. Pathol. u. pathol. Anat., Jg. 12, S. 460—498. — *Oberndorfer, S.* (1922), Die pathologischen Pigmente. Ibid. **19**, Abt. 2, S. 47—146. — *Pewnitzky, A.* (1903), Material zur Frage der pathologischen Anatomie des perniziösen Sumpffiebers mit besonderer Berücksichtigung der Veränderungen im Großhirn. Arch. f. Schiffs- u. Tropenhyg. Heft 5, S. 245—246. — *Ribbert, H.* (1911), Lehrbuch der allgemeinen Pathologie und pathologischen Anatomie. Verlag: Vogel, Leipzig, **4**, 527—560. — *Ruge, R.* (1903), Die echten Malariaparasiten (Hämosporidien) der Vögel. In: Kolle-Wassermann, Handb. d. path. Mikroorg., 1. Aufl., **1**, 809—832. — *Ruge, R.* (1906), Einführung in das Studium der Malariakrankheiten. Verlag: G. Fischer, Jena. — *Stieda, H.* (1893), Einige histologische Befunde bei tropischer Malaria. Zentralbl. f. allg. Pathol. u. pathol. Anat. **4**, H. 9—10, S. 321—331. — *Wasielewski, Th. v.* (1908), Studien und Mikrophotogramme zur Kenntnis der pathogenen Protozoen. Verlag: J. A. Barth, Leipzig, Heft 2, S. 64—154. — *Ziemann, H.* (1918), Die Malaria. In: Mense, Handbuch der Tropenkrankheiten, 2. Aufl., **5**, 1—490. Verlag: J. A. Barth, Leipzig.

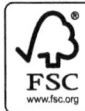

MIX
Papier aus verantwortungsvollen Quellen
Paper from responsible sources
FSC® C105338

If you have any concerns about our products,
you can contact us on
ProductSafety@springernature.com

In case Publisher is established outside the EU,
the EU authorized representative is:
**Springer Nature Customer Service Center GmbH
Europaplatz 3, 69115 Heidelberg, Germany**

Printed by Libri Plureos GmbH
in Hamburg, Germany